順勢醫學
大革命

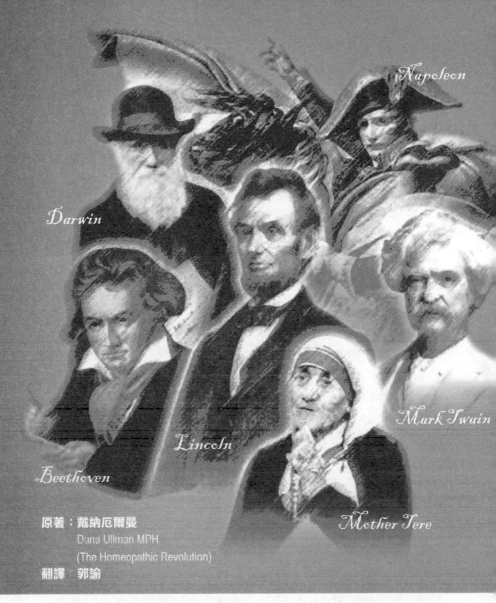

Napoleon

Darwin

Mark Twain

Lincoln

Beethoven

Mother Tere

原著：戴納厄爾曼
Dana Ullman MPH
(The Homeopathic Revolution)

翻譯：郭諭

順勢醫學大革命

為何許多歷史名人都選用順勢療法？

ncoln Darwi
Mother Teresa
hoven Napoleon

原著推薦序

　　作者戴納・厄爾曼（Dana Ullman），透過許多使用過而且支持「順勢療法」的知名人士及英雄豪傑們，在本書中生動地彩繪出「順勢療法」的歷史與地理的風情全貌。這些名人英雄跨越廣泛的領域而且人數眾多，在此僅能列舉其中一二為例。從印度聖雄甘地（Mahatma Gandhi）到1998年法國的世界足球冠軍隊；從法國音樂家蕭邦（Frederic Francois Chopin）到美國影歌雙棲紅星雪兒（Cheryl Sarkisian）、生物學家達爾文（Charles Darwin）、企業家洛克菲勒（J．D．Rockefeller）和教宗若望保祿二世（Pope John Paul II）；好幾代的英國皇室家族，以及150年間總共十一任的美國總統等等。這真是令人眼睛為之一亮的名人榜！不過順勢療法並非權貴們獨享的特權；單單在印度，就有超過20萬名受過訓練的專業人士，提供一般民眾這方面的服務。

　　順勢療法雖然如此廣受歡迎，又經歷了這麼長久的歷史；但是自古以來，它仍然一直是科學界、醫學界強烈攻擊的目標。居於領導地位的醫學期刊《刺針》《The Lancet》，在2005年發表一篇未署名的評論中宣稱「順勢療法的終結」。這讓我想起馬克・吐溫（Mark Twain）——順勢療法的愛好者之一——曾發出一封舉世聞

名的電報：「我死亡的訊息，**『現在正』**受到過度的渲染。」

　　書中所敘述的這些理性、有智慧、有才幹，又具有獨立思考能力的傑出人士，他們從順勢療法獲益的實例，當然無法作為科學上的證據。但「無風不起浪」（No smoke without fire），這麼多切身的體驗，也不可能都是空穴來風憑空杜撰的。我們都知道，「藥物極度稀釋」的原理，是順勢療法遭指控為「不可置信」的重要原因之一。如果在長遠歷史裡，分據各行業的傑出人士，他們支持及信任順勢療法的態度，全都被認為虛幻不實的話，不也一樣「不可置信」呢？在順勢醫學發展的過程中，持續穩定地累積更多的證據證實，順勢療法擁有真實且有價值的治療效果；以及對這些療效如何產生，也不斷地增加更多的了解。

　　故事也有著邪惡的一面。厄爾曼談到在二十世紀初期時，金錢與私心結合成的邪惡勢力，幾乎把美國的順勢療法完全摧毀。教育學家阿布拉漢·弗萊克斯納（Abraham Flexner）在卡內基基金會（the Carnegie Foundation）的贊助之下， 1910年發表了長達364頁的《弗萊克斯納報告》（Flexner report），這篇報告是針對美國、加拿大的醫學教育，提出改革建議。報告發布後，全美幾乎有一半的醫學院，遭到被合併或關門的命運。當時全美共有二十二家順勢學院，高達十九家之多遭到關閉的厄運。這二十二家之中，七家專門招收黑人、一家專

門招收女性學生。七家之中就有五家因而關門，而唯一的一家女子學院，也難逃關門的噩運。這些醫學教育結構性的衝擊，使得醫師人數變少，個別醫師變得富有；醫師人力結構，在種族上更偏向以白人爲主、性別上以男性爲主、和執業型態上以用藥爲主等等，使得醫師的同質性變得更高。

　　順勢療法的發展歷史中，每當遭到打擊或挫折時，總是能快速地恢復生機，重新站了起來。奧匈帝國（Aus-tro-Hungarian emperor，1867-1918 A.C.）在十九世紀曾經對順勢醫學下達禁令，厄爾曼說故事般地，細說當年順勢醫學是如何恢復生機而捲土重來。歷史總是不斷地重演，順勢醫學近年來在美國也上演了絕地大反攻的壯舉。1990年到1997年短短的七年之間，順勢療法的利用，以驚人的成長速度，足足成長了五倍之多。歷史經驗不斷地提醒人們「驕兵必敗」，我們萬萬不可以現有的成就自滿。要知道，二十世紀早期導致順勢療法兵敗如山的力量，依然活生生地存在著。許多醫學界人士，還是無法理解，在極高度稀釋的條件之下，順勢療法的藥物怎麼可能會具有療效呢？這「高度稀釋」的原理，始終是他們心中一團無法解開的疑惑，也因此對順勢醫學依然抱持著懷疑的眼光。歷史總是不厭其煩地一再告誡世人「當代教授的見解無論看起來是多麼卓越，相較於後代學者所發現的而言，往往會證實他們不是非常正確的指引燈塔。」

順勢療法最後必定會讓醫學界與科學界的人士，相信戴納‧厄爾曼在本書中描繪的知名人士，他們長期以來所認知的事實，那就是「順勢療法是一門具有特殊潛能的治療藝術和科學。」

彼得費雪 醫師

Dr．Peter Fisher，MD

倫敦皇家順勢醫院Royal London Homoeopathic Hospital

臨床主任Clinical director

兼英國女皇御醫Physician to Her Majesty the Queen

體會順勢醫學之美

　　順勢醫學是一門兩百多年前發軔於德國的古老醫學，對國人來說可能是一種陌生東西，本人三十多年前就聽過這種治病方法，毫不例外地，本人對順勢藥物的「稀釋」做法，抱有極端懷疑的態度。抱著求知若渴的心，試圖從國內僅有的一些順勢醫學書籍，一探個中究竟，但一點效果都沒有，只好舉手投降。

　　爾後有機會旅居英國，美國及加拿大等國家，對順勢醫學時有所聞，但僅止於一般健康食品店提供之資訊，雖然各地有不少順勢醫學教學中心，但從未有機會涉獵。

　　二十年前剛到加拿大溫哥華，在一家書店看到一本Dana Ullman寫的書——Homeopathic Medicine for Children and Infants，讀者對象是一般非學醫的人士，我想以我學醫的背景，應該很容易看得懂這本書，可是當我很認真讀它時，仍然無法讀得懂，更無從善用作者的原意，把順勢療法應用在自己孩子身上。

　　一年前參加台灣百醫能生技有限公司舉辦的第四屆順勢醫學認證課程CEDH，並同時開始使用歐斯洛可舒能，又重新閱讀上述Ullman的書。才上了第一次的課，有

了一些順勢醫學的基本知識，讀起Ullman的書才發覺順勢醫學是多麼的美，由於這本有關小兒科的順勢醫學書寫的如此出色，它幫助我一邊上認證課程，一邊好像在實習順勢醫學似的，因為Ullman的書深入淺出，舉出很多實例，使得較為艱深的課程更容易懂，更為有趣。

　　順勢醫學課程上了一半，百醫能董事長Jason Yang購得Ullman一本2007年出版的書The Homeopathic Revolution。這不是一本順勢醫學技術性教科書，它是一本醫學歷史紀錄，它闡述人類歷史的謬誤，進而點出現代主流醫學如何蔑視，毀謗及打壓順勢醫學。Ullman只花了大約15%的篇幅，用最簡明扼要的說明介紹什麼是順勢醫學，為什麼順勢醫學值得我們信賴並使用。Ullman用了85%的篇幅，全書十二章中的十章，述說兩百多年來，各個不同領域中愛用並支持順勢療法的有名人士或英雄人物。

　　兩百多年是一段漫長歲月，要蒐集兩百多年來，不同領域中愛用並支持順勢療法的有名人士或英雄人物，可不是一件容易的事，但Ullman做到了。從每章後的附註及參考資料，可以知道Ullman是如何「上窮碧落下黃泉」，如何「上山下海」找出每個人的資料和故事。我相信Ullman這樣做，目的是告訴大家，這些歷史上的社會菁英愛用並支持順勢療法，不是一件偶發事件，不是一些非理性行為。歷史上單一事件不足為奇，但千百個相同事件，在不同時代，不同地方，不同人物身上發生，在在表現出其重複性，可信性。

現代主流醫學對人類的貢獻是無庸置疑的，但現代主流醫學的有限性，以及它許多可怕的副作用也是不容否認的事實。順勢醫學在歷史上有過光輝燦爛的一頁，有過黑暗的時日。在現今二十一世紀的時代，有很多的人使用順勢療法，並且得到很好的效果，這也是不可忽視的事實。相信如果主流醫學與順勢醫學能攜手合作，無論在基礎醫學研究或臨床應用上，為人類帶來更大的福祉必有所期。Ullman的這本力作無論對醫界人士或非醫界人士都是一本很有價值的書，無論你是支持或反對順勢醫學的人士，無論你已經認識或尚未認識順勢醫學，相信讀了這書必定有所俾益。

鄭世富

MD
DIP DERM（LONDON）
DIP VEN（LONDON）
前台北榮民總醫院皮膚病部科主任
前中國醫藥大學附設醫院皮膚科主任
台中市理想皮膚科診所負責醫師

穿越時空愛上順勢

　　收到這篇書稿之後，我一邊爲著書中記載詳盡的內容驚艷，一邊爲作者Ullman考究了如此多的歷史資料才能成就這部巨著而感佩。由於台灣的順勢療法尙在萌芽階段，各種中文書籍資料並不多，而能精準翻譯如此專門領域的人才更是少之又少，郭論女士以其翻譯的專長，也曾多次協助順勢療法課程的翻譯工作，對於順勢療法本身有相當的了解與熱情，才能將此書翻譯得如此詳盡眞切，讓中文世界裡多了一本順勢療法的好書，也將順勢療法推廣給更多的人們。

　　任何一種新的想法與發現，在最初被發現提出之際，往往不容易被當時代的大多數人接受和認識，就像伽利略提出地動說時，也在普遍觀念是天動說的時代遭到迫害一般。閱讀這本書的過程中，除了看見順勢療法廣受各領域英雄豪傑的使用與喜愛之外，也看見順勢療法被視爲異端，而受到各方以及所謂當代的主流醫學逼迫的血淚史。但是，兩百年後，順勢療法並沒有因此消失，反而更加推廣到世界各地，甚至成爲1979年世衛組織（WHO）呼籲各國政府應推廣的世界四種醫學之一，且1938年美國FDA、1965年法國、1978年德國、1992年歐

盟相繼承認順勢療法為醫學的一部分，甚至英、德、法等國還將順勢療法納入社會保險的體系。

　　許多人喜愛以「科學」的放大鏡來檢視並且探討順勢療法，在無法證實其確切作用方式之前，對於順勢療法嗤之以鼻，或者認為只是安慰劑的作用。但是，當我們在這個領域的科學尚不夠發達時，我們所面對的是一個全新未知的領域，擅以現在已知的一切來隨意論斷，其實真的是無知之舉。對於順勢療法究竟如何發生作用，現在仍有許多的科學家在努力解答這個問題，本書作者在第一章奈米醫藥學的部分，詳盡地告訴我們這方面的發展。作者在書中舉了一個非常容易理解的例子，一片CD在燒錄大量的訊息和資料前後，其化學組成並沒有不同，順勢療法的稀釋劑以化學成分來看，跟水也沒有不同，但是其所攜帶的訊息及物理特性卻是完全不一樣的，對人體也會產生特定微妙的影響。

　　面對自然界，我們有太多未知的領域，面對天地宇宙間運行的巧妙法則，渺小的人類真的要以更謙卑崇敬的心情來學習。醫學的領域也是如此，我們有太多不了解的疾病，也有很多病症在治療上仍然有其局限。我們回頭看過去十九世紀及二十世紀初期的主流醫學，以放血或者許多具強烈毒性的藥物來治療，看起來令今日的我們震攝不已。如今醫學的進步日新月異，希望十年或者二十年後，當我們再回頭檢視現在的治療方式，會更慶幸選擇了順勢療法。

作為一位醫師，最希望的，無非是讓病人的病痛減輕，甚至痊癒。本著不傷害病人的前提，醫師們總希望手中的治療工具更多更齊全，可以依據病人的需求給予最適合的治療方式。順勢療法雖然不是萬靈丹，也有其治療的限制，但是它安全不造成傷害的特性，是許多學習順勢療法的醫師最為稱頌的。學習順勢療法這三四年來，我自己和我的家庭可說是受惠最多，特別在懷孕及哺乳期間，即使有感冒或者其他過敏不適的症狀，我也可以完全仰賴順勢療法。曾有病人的母親問我，如果是我的孩子，我會開給他什麼藥？我必須誠實的說：如果是在順勢療法可以涵蓋的領域，順勢療法會是我的第一選擇。孕婦和幼兒在使用藥物上總會有較多的限制，對於用藥，許多人也都會有疑慮，順勢療法在此族群提供了另一個安全有效的選擇。

　　此外，順勢療法重視將人視為一個整體來治療，且每個個體都具有獨特性，所以每個病人在經過諮詢過後，拿到的是醫師幾經思量之後開出來的個人化處方，涵蓋的不只是主訴的問題，還包括每個人特別的體質與反應的模式。因此，使用順勢療法的醫師要投注更多的心力在病人的身上，並且仔細觀察病人身心的一切狀態與變化。現代醫療分工越來越精細，看病也被切割成許多不同的科別，順勢療法醫師必須重新將病人視為一個整體，也重新思考人體各系統間運作的平衡。

　　本書的每個章節都十分豐富，引人入勝，在閱讀的

過程當中，讓我們漸漸對順勢療法及其發展史也有了基本的概念。衷心期盼透過這本書的介紹，更多的人可以了解順勢療法，接受順勢療法，並能擁抱順勢療法。

陳奕安

台灣順勢醫學會理事
利欣診所皮膚科醫師

順勢療法為我開啟一扇窗

在學校讀的是正統的西方醫學，但由於從事美容行業的關係，使得我對於芳香療法、花精療法這類較為另類的療法，也有一定的接觸，然而，對我這種十足理性的水瓶座來說，「順勢療法」只是我書櫃裡拿來參考用的書籍，我很難接受稀釋到幾乎不存在的『成分』，究竟還有什麼療效可言。

兩年前，當時經常兩岸三地跑，忙碌、緊張、壓力的摧殘下，我的感冒症狀一直不見起色，總是要吃上好多藥物，才能將症狀給「壓」下來，但是自己也很清楚身體的狀況，應該要多休息，避免過度緊張勞累，才能提昇免疫力，而不讓感冒繼續上身。

偶然的狀況下，一位好友見到我的感冒問題，便給了我一盒包裝很精緻的藥物，他說只要一次兩顆，一天三次，保證三天感冒就會好，半信半疑的我看了看包裝，只見包裝上完全是我不認識的德文，僅畫出一些藥草植物的圖片，讓我感覺這可能是法國的天然藥草製劑，加上沒空看醫師拿藥，手邊從藥房買到的感冒成藥效果不彰的情況下，我便「死馬」當「活馬」醫，結果我只能以「奇蹟」來形容。才兩天不到，加上沒有很勤

快的按時服用的情況下，我的感冒居然好了。不僅不再咳嗽，喉嚨痛、流鼻水的症狀也完全好轉，更讓人感到神奇的是，身體完全沒有服用感冒藥之後的那種疲憊、思睡、或是身體交戰的不適反應。只覺得自己的免疫力已經慢慢恢復，身體也覺得更加舒適。

後來，我仔細研究了這個奇怪的外文包裝，才發現是一種「順勢療法」的天然製劑，而列出的成分當中，居然只有「糖」這種成分而已，所謂的藥草，因為已經稀釋到幾乎「不見」的地步，所以並沒有在成分表中。

嚴格來說，我的感冒，是吃糖治好的！！

這當然只是一句玩笑話，一直到今天，仍然有許多人質疑順勢療法藉由大量稀釋、震盪之後，少至『奈米』級的成分，究竟還有什麼作用可言，甚至很多人覺得這只是一種安慰劑而已，當然，一開始，我也是這樣想的，但是在實際體驗順勢療法之後，我才發現自己一直受限於原有禁錮的思維模式，不願意用更開放的心胸來接受新知，不論是我親身的體驗，還是這本書關於許多名人的見證，相信你只要敞開心胸接觸順勢療法，你的人生將會增添更多色彩！

美容教主

譯者序

　　對於有幸參與本書的翻譯工作深感與有榮焉。透過本書《順勢醫學大革命》作者Dana　Ullman從十八世紀末期到現今的醫學史資料整理中，讓我們得以窺見不僅自古英雄豪傑影視名人都愛用順勢療法，同時順勢療法也可以是普羅大眾的醫療首選，順勢療法的處方可以是專業醫師針對慢性疾病的個人化處方，同時也可以是非專業醫師就能夠方便應用的非處方用藥（如外傷、演講者……等皆可使用的山金車）。

　　個人從事翻譯工作近二十年，曾有朋友問我最喜歡的翻譯領域是什麼，我毫不猶豫的回答──順勢療法。雖然順勢療法是一個深奧的醫學領域，但是在七年前開始接觸順勢療法之後，發現順勢療法也是個非常容易在日常生活中運用，且使人受益的療法，例如法國朋友的十歲小孩因為足部長雞眼，曾以液態氮治療了兩個月始終沒有好，服用順勢醫療藥物數天就好了。在自己閱讀了兩年左右的順勢療法的書籍後，於五年前有幸開始參與臺灣百醫能公司的Jason楊先生引進的法國CEDH順勢療法教學的翻譯工作，自己及朋友家人更是受益良多，在此致上謝忱。

　　由於從事口譯工作，需要大量說話，但自從接觸順

勢療法後，只要在議程開始前（或會議中）吃5顆山金車9 CH，翻譯一整天都不會喉嚨痛。若說本書中的**凱薩琳・麗塔瓊斯Catherine Zeta—Jones**曾誇耀道，她拍攝歌舞片《芝加哥Chicago》時的「新歡」乃是順勢療法的山金車（Arnica），我想到目前為止我的「新歡與舊愛」都是Arnica。此外，順勢療法也是我身體不適時的第一選擇，因為順勢療法是安全、經濟、無副作用，也常讓我有驚喜療效的治療方法。

本書作者戴納厄爾曼Dana Ullman將順勢療法的醫學史脈絡完整呈現，從十八世紀末以年的順勢醫療藥品的超微劑量，在今日奈米藥劑學的研究下提供了演化性的科學基礎。《順勢醫學大革命》以古今名人廣泛使用順勢療法引證出順勢療法跨越時空、種族、領域、貧富階級的屹立不搖之療效。

誠摯推薦本書，也希望這本書能夠對更多人的身心靈健康有所幫助。

郭諭

寫於2011年3月

關於作者

戴納厄爾曼Dana Ullman，MPH加州大學柏克萊分校的公衛碩士學位，他是homeopathic.com的幕後推手，並被廣泛視爲美國順勢療法醫學最重要的發言人。

戴納創立了「順勢療法的教育服務Homeopathic Educational Services」，此爲美國最大的順勢療法之書籍、磁帶、軟體與醫藥箱的出版商和行銷商。

除了其他九本著作以外，戴納也針對執業醫師，而爲多家領導性醫學教科書寫作了許多順勢療法醫學的章節內容，其中含括：

——順勢療法的醫學：原則與研究《互補與另類獸醫醫學：原則與實務Complementary and Alternative Veterinary Medicine：Principles and Practice》，由Allen M. Schoen，DVM，and Susan G. Wynn，DVM，PhD（New York: Mosby，1998）出版。

——順勢療法韋納的痛疼治療Homeopathy（與Michael Loes，MD合著），in Weiner's Pain Management A Practical Guide for Clinicians，edited by M. V. Boswell and B. E. Cole（7th edition，New York：Taylor and Francis，2006）.（此爲針對專攻疼痛治療的醫師之重要教科書）。

——順勢療法在癌症方面的早期與輔助治療，《綜合的腫瘤學Integrative Oncology,edited by Andrew Weil,MD and Donald Abrams, MD》，即將於Oxford University Press出版。

戴納在1993到1995年，之後又再度於1998年，在加州大學的舊金山醫學院，共同教授了為期十周的順勢療法課程。他並是哈佛和劍橋的另類醫學會和亞利桑那州立大學醫學院（University of Arizona schools of medicine）的諮詢委員。Dr. Andrew Weil在亞利桑那州立大學的整合醫學（Integrative Medicine）課程，即是委請戴納厄爾曼為醫師同僚們設計課程。

戴納在和一些重要的學會合作時，將這些學會的政策轉向於自然醫療方面貢獻卓越。他曾經成功的舉辦過由聯邦的政府與保健部（Department of Health and Human Services），和柏克萊大學（UC—Berkeley）（Conceptualizing Energy Medicine, March 1981）所贊助的全人醫療會議（Holistic Health:Policies in Action, May 1980）。他撰寫了San Francisco Foundation's Health Report，此報告並使得這個重要的慈善學會之資金優先性有所改變。他也為由加州醫學會所贊助的一個研究計畫提供顧問諮詢，最後該醫學會也推薦許多他的建議。他也曾經擔任過世界衛生組織WHO的顧問。

目錄 *Contents*

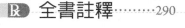
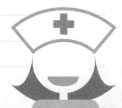

前言 ━━━━▥▥▦

　　天文學、現代物理學、甚至科學之父，是世人對科學家伽利立・伽利略（Galileo Galilei,1564–1642 A.C.）的尊稱。一生之中在科學的發展進步上，有著許多偉大的貢獻。儘管他在科學上有許多偉大的貢獻，當時教廷高層人士還是將他所主張的「地動說」視為異端邪說，堅持要他放棄這樣的主張。伽利略建議教廷高層利用他的天文望遠鏡去觀察，就可以證明太陽才是太陽系（Solar system）的中心，地球是繞著太陽而轉動，即所謂「地動說」或「日心說」的主張是正確無誤的。最後，教廷高層還是退回此項建議，拒絕透過望遠鏡去觀察天體運行的真相。

　　伽利略堅持不撤回「地動說」的主張，而被教廷逮捕入獄，經過減刑後遭到終身軟禁的判決。自此之後，伽利略生平所有的著作，無論是在被軟禁之前或之後所寫的，都被教廷下令查禁。對後世的人而言，幸好這項查禁的命令，並沒有被嚴格地執行，我們才有機會看到伽利略的偉大成就與著作。

　　當然教廷官方拒絕透過望遠鏡觀，實際觀察天文現象，就斷然否定「地動說」的歷悲劇，在醫學界也重新上演了一次。許多醫師，不願意先去了解和試著使用「順勢藥物」，就逕然否定了「順勢醫學」的價值。這些醫師們的反應通常是，只憑著主觀意識，就堅決主張「順勢藥物」不具有治療效果，以及宣稱順勢醫師及其病人都是被誤導。

讓人覺得非常訝異，許多醫師及醫學界，總是以不科學的態度，不願嚴肅地面對「順勢療法」真實存在的價值與成就．數百篇科學性的報告，包括順勢療法臨床使用藥物的研究、以及這些藥物生物活性的基礎研究，早已呈現在世人面前；這些豐碩的研究成果，很少受到主流醫師或醫學界的正視，很少人會去認真研讀；更不用說，會親自使用或開給患者順勢藥物的醫師，更是鳳毛麟角。十九世紀時歐美醫生，連向順勢療法的專業人士諮詢意見，都會受到醫學團體的嚴屬譴責。諷刺的是，以捍衛科學精神為己任的醫師們，卻一直以誤解和敵對的態度，去對待順勢療法。古諺：「競爭滋生輕蔑」（Competition breeds contempt），似乎充分反映出當時的醫師之所以輕蔑順勢療法的心態。

雖然飽受來自當時主流醫學的許多質疑，和二百多年的強烈攻擊，順勢療法和順勢醫師仍然堅強地存活了下來，直到今日，在歐洲、印度及南美洲等世界各角落，順勢醫學依然持續地成長茁壯。由於已經有數百萬人的生命與健康因而獲益，順勢療法才得以在驚濤駭浪中存活下來。為數可觀的名人與英雄，在他們生命的歷程中，無論是小病、慢性病或致命的重症，都曾經用順勢藥物來治療。書中的這些主角都使用順勢藥物，並不是說他們每一個人都只是用這些自然藥物沒有，而是說他們大多數尋求順勢療法作為健康管理的第一道防線。

醫學之父希波克拉底（Hippocrates, 460 BC-370 BC）的名言「醫療首要在於無傷害」，也就是「無害原則」。書中的名人英雄們，在接受風險高的主流療法之前，都先選擇更安全的順勢療法作為首選的療法。哲人不遠，言猶在耳，順勢療法不正是希波克拉底「無害原則」的見證，作為「健康的第一道防線」不二

之選的自然療法。

　　為了澄清一些誤解，必須先指出懷疑者的錯誤假設。對順勢療法持懷疑態度的人，常常會認為順勢療法的支持者，就是主流醫學的反對者。不是黑就是白的對立二分法，過度簡化了兩種醫學門派之「相輔相成」的合作關係。間「異中有同，同中有一」、「各有所長、各有所短」、「相輔相成」的緊密關係，只強調兩者之間的對立差異，而忽略之間的互補。推廣順勢療法的人士，會針對許多主流醫學的治療方法嚴加批判；，但這並等同於全盤否定主流醫學的價值。他們並不反對，適時給予抗生素、止痛藥、手術治療、或其它能緩解病痛的治療方法。

　　「科學醫學」，如主流醫學界自居的，儘管能證實某些藥品，具有緩解症狀的功效；但知識份子都很清楚知道「症狀緩解」與「疾病痊癒」的意義，兩者之間存在著很大的差異。「順勢醫學」或「自然醫學」長期以來都認為，許多症狀是人類在遭遇各種疾病時，身體最重要的防衛機轉。這個古老的假說，已獲得現代生理學的認同與支持。因此，當「科學醫學」因為提供能緩解症狀的藥物，而引以為自豪時，這些藥物的效果，卻很少經得起時間的考驗。處方用藥所具有的療效，很少能在三十年之後，被證明仍然存在；相較之下，許多順勢療法，在歷經兩百年之後的今天，療效依舊存在，經得起時間長久的考驗。再者，歷史與臨床經驗經常發現，隨著時間的演變，藥物的長期功效會逐漸遞減，而副作用卻會不斷地累積增加。

　　本書將為讀者詳細介紹許多英雄豪傑，他們選擇使用「順勢療法」的故事精彩內容。經過數十年光陰的洗禮，眾多活生生的真實案例，被治癒的各種疾病和症狀，所的真實情節，讓讀者們

可以從不同的關鍵角度，深入透視「順勢療法」並進而體會它神奇的療效。前言中所提及的人物及故事情節，在後面相關文化背景的篇章中，將進一步爲讀者作更深入的描述。

查理斯・達爾文（Charles Darwin）是一位自然主義學家及科學家，著作《物種起源》（Origin of Species）影響後世極爲深遠。在這本巨著之前長達十二年之久，胃痛、嘔吐、膿包、心悸及顫抖等症狀，不斷地反覆發作，達爾文深受這些病痛的折磨，使得他幾乎失去了生活與工作的能力，研究與寫作的工作，當然也就被迫中斷。另外，暈厥及飛蚊症等，也困擾了他兩年多。幸好他接受了英國醫師詹姆斯・古立（Dr. James Gully，1808-1883）的順勢療法，只經過短短六週的治療，就得到驚人的進步，讓他恢復了工作能力，也因此才能完成這部大作。我們可以這麼說，如果不是受益於順勢療法的話，這本巨作將永遠無法呈現在世人面前。

達爾文有一些鮮爲人知的實驗，有些靈感就是受到「順勢療法」運用「小劑量」的啓迪。例如，他曾用非常微量的物質，加在植物上進行一些研究，而且得到顯著的效果。在當時的時空氛圍之下，讓他沒有勇氣公開發表這些研究成果。有些是來自於主流科學界，對於「順勢療法」瀰漫著一股非常情緒化和對立的氣氛。因此，達爾文避免使用「順勢療法劑量」這一類的用語。

從私人信件中發現，達爾文對他的順勢醫師古立以及其所給的治療，給予高度肯定與讚賞。這些事實在醫學史與科學史裡，令人氣憤地全然不見了；這類遺漏的事件，在歷史記載上面，其實是很常發生的。歷史總是選擇性的遺忘或遺漏，只要不認同或不支持世界主流觀點的言論或事實，就會被歷史輕易地給忽略

掉。達爾文支持「順勢療法」的歷史教訓，只不過是其中之一的例子而已。

在過去二百年的歲月裡，仍然有許多令人敬佩的醫師，對「順勢療法」表達興趣和給予正面的評價，其中包括威廉·奧斯勒（Sir William Osler）、埃米爾·阿道夫·馮·貝林（Emil Adoloph von Behring）、August Bier、Charles Frederick Menninger 和C．Everett Koop。

企業界領袖J．D．Rockefeller和Charles Kettering 兩人，在他們的成人生活中，所接受到的 「順勢療法」都心存感激及讚賞。Rockefeller 稱讚「順勢療法」為「醫學法展中主動積極和進步的一大步」。他享年97歲，比他93歲的順勢醫師還多活了4年。Kettering鼓勵兩大美國企業，國家收銀機公司（National Cash Register）和通用汽車公司（General Motors），成立「順勢療法」的診所，方便公司員工獲得順勢醫師的治療。Kettering自己也信賴順勢醫師T．A．McCann，MD，所提供給他的治療。

在Kettering的贊助之下，俄亥俄州立大學（Ohio State University）在1914年時，創立了順勢醫學院。1920年，Kettering又捐贈一百萬美金給俄亥俄州立大學，在順勢醫學院裡成立「順勢療法」的實驗研究室。在該項捐助之後不久，美國醫學會（American Medical Association，AMA）的代表們在一次會議中，「強烈建議」醫學院院長將順勢醫學院關閉；並警告教授「順勢療法」可能會因而喪失醫學評鑑的資格 （Roberts，1986）。在這場會議後不久，大學退還了Kettering全數捐款，並關閉了「順勢療法」的醫學院。

至少有十一位美國總統使用或支持「順勢療法」的藥物；

另外，兩位英國首相、全球許多國家歷任或現任的領袖，也都是「順勢療法」的使用者或支持者。**Joel T. Boone, MD** 曾任三位美國總統，**Harding**、**Coolidge**和**Hoover**，的順勢醫師。在美國歷史上，擔任總統醫師如此長的時間，Boone醫師真可說是空前絕後。

「順勢療法」的長期支持者，也包括許多世界知名人權領袖和倡導脫離殖民地統治的自由鬥士們。倡導印度脫離英國殖民統治的「獨立運動」的鬥士，包括**聖雄甘地**（**Mahatma Gandhi**）在內的許多領袖們；以及多次領導南美洲國家獨立運動的**José de San Martín**，都是「順勢療法」的擁護者。

在十九、二十世紀，為數眾多的主流藝術家與音樂家，也非常推崇「順勢療法」。印象派大師**卡米耶·畢沙羅**（**Camille Pissarro**），堅持他的朋友與藝術家同道們，均應尋求順勢療法的治療，這些人包括**梵谷**（**Vincent van Gogh**）、**莫內**（**Claude Monet**）、**雷諾瓦**（**Pierre Auguste Renoir**）和**竇加**（**Edgar Degas**）等人。如果他們自己不去看順勢醫師的話，有時畢沙羅自己還會提供他們「順勢療法」的治療。

十九世紀的天才音樂家**貝多芬**（**Ludwig van Beethoven**）、**帕格尼尼**（**Nicolo Paganini**）、**蕭邦**（**Frédéric Chopin**）和**華格納**（**Richard Wagner**）等人，對「順勢療法」的使用，都萌生了高度興趣。這股「順勢療法」的熱情，又傳承給較近代的許多音樂大師，如**Yehudi Menuhin**、**Dizzy Gillespie**、**Tina Turner**、**Cher**、**Paul McCartney**和**喬治·哈里森**（**George Harrison**）等人。貝多芬以兩首卡農（canons）樂曲獻給他的順勢醫師，Tina Turner則公開承認，「順勢療法」治好了她的肺結核。

舞台劇和早期銀幕雙棲主角，女星Sarah Bernhardt非常喜歡「順勢療法」，以致只要有她演出的場合，就會堅持自己及所有演員，都要使用「順勢療法」。最近，**凱薩琳‧麗塔-瓊斯**（Catherine Zeta-Jones）誇張地宣稱，她的「新歡」乃是順勢療法的山金車（Arnica），因為當她拍攝歌舞片《芝加哥》（Chicago）時，山金車對她的關節扭傷（Sprain）和過勞肌肉拉傷（Strain），實在十分有效。

「順勢療法」在宗教界的領袖們，也極為流行。總計有七位教宗、許多主教和其他宗教界高層神職人員，將榮耀歸給提供他們特別治療的順勢醫師，也有許多宗教高層自己也成為順勢醫師。像俄羅斯東正教教堂（Russian Orthodox Church）這類的靜肅學院（Staid institution），就鼓勵神職人員學習如何處方「順勢療法」，主要基於「順勢療法」對健康有所助益，而且可以讓更多的人信仰它們的宗教。許多猶太教祭司和回教教職人員，或尋求「順勢療法」的治療，或者自己去學習「順勢療法」。

「順勢療法」在十九世紀的文學大師中，廣泛受到歡迎；他們所擅長的主題有很大的差異性，唯一的共同特點，這些文學人師們對於「順勢療法」的使用及推崇。Thoreau、**Goethe**、**Dosto-evsky**、**Doyle**、**Shaw**、**Dickens**和**Tennyson**等人，都是順勢醫學的擁護者。

在任何層級的運動比賽，運動員都要求將競爭力推昇到巔峰；並且因為受傷可能對他們的運動生涯，造成極為重大的影響，因此許多超級明星運動員均使用順勢醫療藥物。貝克漢（David Beckham）、**馬汀娜‧那拉提諾娃**（Martina Navratilo-va）、**貝克爾**（Boris Becke）、**荷西‧馬利歐‧歐拉查寶**（Jose

Maria Olazabal）和其他大約十二位奧林匹克獎牌得主，都曾公開地表達對「順勢療法」的推崇。事實上，運動員公開如何塑造保持世界級體能狀態的祕密，是非常難能可貴的。在此拋磚引玉之下，更多「順勢療法」的秘密用途，也逐漸由運動界的象牙塔裡走了出來。

國王與皇后們當然有權力，按照自己喜好，選擇任何醫療保健模式。過去二百多年以來，許多帝王都將「順勢療法」，作為首選的治療方式，這是多麼不尋常。有些認知不足的懷疑論者暗示，順勢療法如同「新時代」與經驗性質的治療系統，但是如此眾多的帝王們，對順勢醫學的普遍支持，暗示著順勢療法既是「舊世界」也是「歷經證實的」。

總而言之，在不同的時代，即使當代的主流醫學已為多數人作為治療方法；還是有許多社會知名人士，堅持尋求及使用「順勢療法」的藥物，作為醫療照護整體中不可或缺的要素。

第一章

為何「順勢療法」合理有效
最佳的奈米藥理學

　　雖然「順勢療法」已在風靡全世界，但是它仍然普遍被誤解、譴責，或只是不為人所知。

　　本書中敘述許多個人的親身經驗，這些人都聲稱，「順勢療法」帶給他們很大的好處；但是單憑這些個人經驗，並不足以「證明」「順勢療法」的價值。然而，如果這些經驗都經過證實，再加上來自科學研究所發現的證據，證實「順勢療法」藥物確實是有意義、有價值，對於無論過去或是未來，「順勢療法」在健康照護上都扮演著重要角色的說法，我們都會有比較正面的良好感受。

　　英國首相邱吉爾（Winston Churchill）曾經宣稱，「您能往後回溯得越久，您就能夠向前看得越遠」，也就是能鑑往則能知來。本書雖然主要內容是在討論過去二百多年來，名人英雄接觸「順勢療法」的經驗，但自從人類有了文字記載的歷史以來，就有很多使用「順勢療法」的歷史紀錄。無論是整個歷史，無論是近兩百多年或人類長遠的歷史，都已經給我們足夠久遠的歲月，回溯過去「順勢療法」發展的軌跡，也因此我們深具信心，在可預知的未來，「順勢療法」將會在人類健康照護上，扮演比過去更重要的角色。

認識「順勢療法」

Homeopathy源自於兩個希臘單字：homoios意謂「相似」，而pathos意指「疾病」。順勢療法的基本前提，就是「以同治同」的原則（principle of similar），也就是用類似產生疾病的物質，可以用來治療疾病。經過再三的觀察及體驗發現，在健康人身上使用過量的某種物質，會產生多種症狀（symptoms）組成的特定症候群（syndrome）；如果在患有同樣特定症候群的患者身上，以超微量的奈米劑量（nanodoses）給予患者同樣的物質，則會有誘發療效的功能。

下面舉一個實例，作進一步說明。我們都知道，接觸到洋蔥汁液時，眼睛會流淚，鼻子會流鼻涕，鼻涕還會刺激嘴唇，而產生燒灼感。過敏或感冒時，就會發生像受到洋蔥汁液刺激時相似的症狀，服用「順勢療法」劑量的洋蔥製劑時，症狀就會得到緩解。

身體受到感染或壓力時所產生的症狀，是身體抵禦外侮努力奮戰的現象，激起最佳的防衛機轉。根據這樣對「症狀」的認識，給予能誘發和疾病相同症狀的藥物，就好比是協助身體防衛機轉的加強，說起來，要比用藥物來抑制或消除這些症狀，顯得更為合理也更有意義。順勢療法「以同治同」原則的內涵，就是由根本尊重人體與生俱來的智慧，這就是「以同治同」原則最美的特質，因而就會將各個最美的原則，落實體現在強化身體「自我療癒」與「自我調節」的能力。

現代醫學中，疫苗注射及過敏治療，藉著刺激身體產生自我防衛能力，以預防或治療特定的疾病。今日，刺激自我防衛機轉

的治療，在主流醫學中是很少見的例子。而兩種現代醫學療法會同時利用自我的防衛力量治療疾病，絕對不會是偶然的巧合，事實上，兩者都是根源於順勢醫學「以同治同」的原則。

歐洲的醫師已已經十分廣泛地運用順勢醫學，因此在歐洲，順勢醫學已不再被視爲是一種「另類醫學」。大約百分之三十的法國醫師和百分之二十的德國醫師，已經習慣使用順勢療法的藥物來治療病患；英國則有超過百分之四十的醫師，會將病人轉介給順勢醫師（Fisher and Ward，1994）；另外，約有一半的荷蘭醫師認爲順勢療法所用的藥物，確實具有治療效果（Kleijnen，Knipschild，and Riet，1991）。

順勢醫學也曾經在美國的醫療體系中，扮演過重要的角色。二十世紀初期，美國共計有二十二所順勢療法的醫學院，其中包括了波士頓大學（Boston University）、密西根大學（University of Michigan）、紐約醫學院（New York Medical College）、俄亥俄州立大學（Ohio State University）、哈尼曼醫學院（Hahnemann Medical College）、明尼蘇達大學（University of Minnesota）和愛荷華大學（University of Iowa）。另外，許多美國的文化精英，都是順勢療法強而有力的支持者。

普林斯頓大學社會及公共事務教授，波爾‧史達博士（Paul Starr），在他的普立茲得獎著作，《美國醫學的社會轉變》（The Social Transformation of American Medicine）中寫道，「因爲順勢療法具有哲學合理性與實驗實證性，因此對很多人言，順勢療法的科學性，和正統醫學相較起來，有過之而無不及，絲毫不遜色。」

根據科學和醫學最近的發展，在這一章裡，我們將介紹順勢

療法的一個案例。有興趣學習更多順勢療法科學實驗的讀者，請
參考每章後面附錄的參考資料，以及全書最後所附的註解。相信
這些順勢療法的資料，會讓讀者們獲益良多。

　　有許多讀者對順勢療法曾經抱持開放的態度，但由於將順
勢醫學介紹給他們的人士，沒有用一種清晰而且具有說服力的方
式，來介紹這門藝術與科學的結晶。我在此特別向這些被誤導的
讀者致上最誠摯的歉意，出版本書的重要動機之一，也就是爲了
彌補這份缺憾。我們誠心希望，無論是持開放態度的讀者，或者
是懷疑論者，都能從閱讀本書後面所有章節之後，對於順勢醫學
系統能有充分且正確的認識，進而從順勢療法中，得到健康醫療
上的好處。

症狀的智慧——
現代生理學與順勢療法的根本基礎

　　順勢療法的基本原則，也是現代生理學的核心基礎。「症
狀」，依今日醫學普遍的認知，不是身體出了「差錯」的消極表
徵，而是在面對不同各種感染原或壓力時，身體在自我防衛與自
我療癒，所呈現出來的現象，例如發燒、發炎、疼痛、分泌物、
及其他可能的症狀。雖然這些症狀，都是身體爲了痊癒所做的最
大努力，卻往往不一定奏效。

　　今日的醫學科學界日益了解「症狀」兩字，眞正的含意是指
人體的調適機轉。病理學對「發炎反應」在文字上，標準的定義
是「身體嘗試隔離、加熱和燒掉感染原或外侵異物的過程」。長

久以來眾所皆知，咳嗽是清除分泌物或異物，保持呼吸道暢通的機制。腹瀉也證實具有加速將病原或刺激物，從大腸清除的防衛功能。分泌物也被理解為可以清除身體本身的壞死細菌、病毒和細胞之方式。甚至高血壓乃是個人在經歷內在和外在壓力時，重要的防衛與調適機制。

認識「症狀」這個字的根源，有助於進一步了解疾病過程和療癒過程。症狀這個字來自希臘字根，意謂著「兩件不同的事連結在一起」症狀是一回事，也就是疾病的徵候或信號。治療症狀，不件得就能改變另外一件事。另一件事情的徵兆或信號，症狀不見得可以改變此另一件事情。不能因為一種藥物使症狀消失了，就代表那個人已經被治癒。而事實上，抑制或禁止症狀的藥品，傾向於提供一個表象的治療，而有時候反而會使疾病更深入到體內，進而引起更嚴重的疾病。使用藥品來抑制症狀就如同關掉您車子的油壓警示燈號。而並不因為此時燈號熄滅，就代表您車子的油壓問題已經「排除」。事實上，忽略此燈號反倒可能造成您車子的拋錨。

值得注意的是，人們經常錯誤的假定，傳統藥物具有「副作用」。事實上，就藥理學精確的用語來說，藥物只有作用，而沒有所謂的「副作用」。醫師們根據自己主觀的好惡，武斷地將藥物的作用一分為二：將他們喜歡的作用，稱作「藥效」；而將不喜歡的「症狀」稱作「副作用」。炸彈既可以摧毀建築物又可殺害人類，我們絕不會說，何者是炸彈的「作用」、何者是炸彈的「副作用」。之所以這麼說，是因為這兩種都是炸彈本身所具有的作用，沒有人可以將這兩者真正切割開來。

我們常常看到或經驗到，使用藥物來治療某些疾病之後，

病情非但沒有好轉，反而更形惡化，這種現象從正統醫學的角度，實在不容易理解。但是從順勢醫療的原理去思考，就很容易了解其中的道理。許多藥物的作用，只是抑制患病時患者正體驗的「症狀」，非但無助於疾病的療癒，反而將疾病推向身體的更深處，使疾病由淺入深，更形惡化。「症狀」的出現，所代表的意義是，身體在面對感染或壓力的時候，正在激發內在防衛機轉的現象。這時候如果使用抑制「症狀」的藥物，身體只好被迫發展出效果較差的方法，以其重建功能性的健康狀態。許多順勢醫師相信，正統醫學藥物將疾病和症狀壓抑的作用，可能導致近年來嚴重的慢性疾病，日益增多，而且發病年齡越來越早的主要原因。而精神疾病盛行的原因，也可能是因為疾病被推向更深層，由生理性疾病惡化成精神性疾病所致。

　　一旦我們認知到「症狀」乃是身體重要而有用的防衛機制時，使用禁止或抑制這個身體智慧的藥物，就不具有任何意義。與其使用藥物來壓抑症狀，不如使用能強化自我防衛機制的藥物，以使身體能夠更有效率的達到自癒。近年來越來越受歡迎的「生物模擬」科技（Benyus，1997），科學家努力模擬大自然的智慧，以創立新的和永續的科技。同樣地，順勢醫師則致力於從模擬身體智慧，發掘可以啓動「自我療癒」的藥物，而非僅只是將「症狀」的壓抑下去而已。

尊重身體智慧的醫學

　　「同類原理」在治療上的之運用，可以追溯到久遠的年代

（Coulter，1975）。西元前四世紀，希波克拉底斯曾說道「透過同類物質，疾病因而產生：透過同類的運用，疾病又得以治癒。」希臘著名的神諭也曾稱頌「同類原理」的價值，神喻中明確地說：「凡致病者，必痊癒之。」十六世紀知名的醫師和煉金術士帕拉塞爾斯（Paracelsus），在其行醫的生涯中廣泛運用「同類原理」，並在其著作中提及「同類原理」。在其「類象學說」之構想中，直接談及使用以同治同之價值。他很明確地敘述，「將藥草外形相同的部分，和疾病影響相同的部位，兩者結合在一，這種相同的原理，會讓你更容易了解治癒疾病的方法。」運用引起「症狀」的物質，來治療相似「症狀」之用，在正統醫學中也不乏其例。其中以「免疫療法」使用小劑量經過「減毒」處理的病原體，來預防同一病原體引發疾病，就是最明顯的例子。不是別人，正是「免疫學」的創始者，德國生理學家埃米爾·阿道夫·馮·貝林（Dr. Emil Adolf von Behring），直接指出「免疫學」的理論與應用，是怎麼發展出來的。1901年，貝林博士由於在「白喉血清治療」上的卓越貢獻，成為第一位「諾貝爾生理或醫學獎」的得主。1905年在一場國際牛結核病的國際學術會議的演講中，曾經這樣說：沒有任何科學上的術語，能比哈尼曼醫師的用語「順勢療法」，能更精準地描述這項發現所產生的影響。」現代的用來治療過敏的「減敏療法」，同樣地，也是根據順勢療法的原理，以低劑量的過敏原，來激發人體的抗體反應。

　　運用引起相似症狀者，來治療相似的症狀，也出現在西醫中，其中以免疫治療的例子最為明顯——「弱化的」低劑量病原體，被用來預防同樣病原體更大劑量時，所會引起的反應。沒有人比免疫學的發明者Dr. Emil Adolf von Behring（1905年），

更能夠直接點出免疫學的起源。當時他聲稱道，「我們可以運用什麼科學性術語，來更適當地談到哈尼曼（Hahnemann）的用詞「順勢療法」所帶來的影響呢。現代的減敏治療，同樣也使用順勢療法的原理，以使用低劑量的過敏原，來激發出抗體反應。

　　我們都知道，暴露過量的放射線，會增加癌症的發生率。正統醫學也根據順勢醫學的「以同治同」的原則，用小劑量的放射線來治療癌症。毛地黃過量會引起心臟問題，正統醫學也使用小劑量的毛地黃來治療心臟疾病。另外，「利他能」（Ritalin）是一種類似安非他命的藥物，使用過量會引起過動症：正統醫學也使用小量的「利他能」（Ritalin）來治療過動兒。用硝酸甘油（nitroglycerine，學名丙三醇三硝酸酯）治療心臟問題；用金鹽（gold salts）治療關節痛；以及用秋水仙鹼（colchicine）來治療痛風[註1]等等，都是正統醫學運用順勢醫學「以同治同」原理的實際例子。

　　正統醫學有許多治療方法，誠如上面所說的，和順勢療法「以同治同」的原則，方常相似。但我們必須特別指出，在這些例子中，正統醫學並沒有遵循順勢醫學的其它基本原則。免疫和減敏治療的目標，在於預防或治療特定的疾病。順勢療法則是依據每一個人身體和心理整體的症狀，開給個人化的藥物。以此言之，順勢醫法目的在於，強化身心靈整體的體質，而不只在於預防或治療某一特定疾病。另外，順勢療法是具有高度選擇性地個人化處方，而正統療法於一般情況下，大多不具有個人化的選擇性。最後，正統療法的給藥劑量，也不是使用小劑量或安全劑量。

　　談及用藥劑輛，這是個非常重要的議題。順勢醫師在人體

上，發現了一股讓人大為驚嘆，而且一開始，讓人大感困惑的神奇力量。那就是，病人對於引起他們正在經歷的相似症狀之物質，會產生過度敏感的現象。進一步而言，給予此物質的超微劑量時，一個人將獲得免疫與治療的效果，而不會產生毒性副作用。

　　為了和順勢療法有所區隔，哈尼曼醫師將「正統療法」和「正統醫學」，分別稱為「對抗療法」（allopathy）與「對抗醫學」（Allopathic medicine）。順勢療法的用藥，主要根據「以同治同」的原則；而對抗療法的用藥原則，則是站在對立的立場；例如用瀉藥治療便祕，而以造成便祕的藥物來治療腹瀉[註2]）。哈尼曼堅信唯有遵循「以同治同」的原則，使用藥物才能真正治癒患者的疾病；反之，如果只是一昧聚焦於「症狀」的抑制，患者症狀即使能得到一時的緩解，最終卻會將疾病推往體內更深層處，造成病情的惡化或轉變。

治表症非治實病

　　西方醫師很習慣於，做出特定疾病的診斷，例如感冒、肺炎等；而患者也同樣地期待，得到特定疾病名稱的診斷。問題在於，正統西方醫師在診斷疾病時，傾向於將特定疾病，視為只是身體局部的問題，例如認為心臟疾病就單純是心臟的問題；頭痛就是頭痛的問題；而耳朵感染就只是耳朵的問題。等等這些將疾病認定為只是局部的問題，而不從身體整體去考量的思維方式，正是西方正統醫學的一大盲點。

為何「順勢療法」合理有效：最佳的奈米藥理學 | 39

現代的醫師們，愈來愈認識到，每一種疾病背後非常複雜的機轉；但是，正統醫學迄至今日，對於疾病本質的認識，說實在的，並沒有太大的改變。基本上，大部分的醫師依然認為，疾病只是一種特殊的症狀，只是身體局部的問題，只是單一的生理病理過程。

　　順勢醫師則是傾向於了解並治療病人的更全面性的症候群，此說明了為何順勢醫師堅信很少有一種單一藥物，可以針對某一種特定疾病，來治療每一個人。因此當我們諮詢順勢醫師，針對這個或那個疾病應該使用哪種療方時，一通常得到的回答既不單純也不直接。而相對地，順勢醫師強調療方乃是依據病人人整體的症候群之個人化處方，但有時為了使這樣的對話更容易被理解，順勢醫師有時就會告知病人針對某些特定症候群所最常開的用藥，且這些特定的症狀群中包含了病人的疾病狀況。

　　二百多年以來，世界上成千上萬的順勢醫師，將數千種物質在健康人上所產生的症狀，費盡心思加以分類，近代更利用電腦加以建檔，這些都是具有特性的生理、情緒或心理等方面的症狀。今日順勢醫師在毒物學資訊方面，已經建構一套非常廣泛而實用的資料庫。這些資料主要是有關物質所會引起的症狀，是屬於定性的描述，而不是它們會引起症狀的劑量。順勢醫師發現證實，物質引起的任何症狀，以同一物質特定的順勢療法的劑量之下，也將會具有治癒的功能。

　　數千種物質都經過毒性研究，順勢醫師將這些研究稱為「實證」（provings）。這些「實證」的研究都是直接在人體上進行的，而不是像正統醫學的研究，都是由動物實驗開始的。包括來自植物、動物或化學等等的物質，直接用在人體上的研究，可以

真「實際證明，實證」，這些物質使用過量時，在人體上會產生那些症狀或症候群。順勢醫師發現這些實證的發現，建立了物質過量與症狀或症候群之間的關係，為這個領域的學習奠定了基礎，以及物質與人體之間的親密關係。如此的醫學，才是真正最為奧妙與精確的。

順勢醫師診察病人的時候，他們都會詳細地問診，蒐集患者詳盡的病史，然後根據患者目前的症狀，遵循「以同治同」的原則，給予患者會引起同樣症狀的物質，用來治療患者。這樣的診斷過程，以及處方的過程是如此地耗時費事，又是如此複雜；在資訊工業如此發達時代，今日世界上的順勢醫師，藉助最精密的專業軟體，為每位患者個人客製化的藥物，也是大勢所趨一點也不令人感到驚訝。

找到一個物質的毒性和病人的特定症候相符時，順勢醫師按照順勢療法的奈米劑量，給予患者這種物質。

順勢醫學——
奈米劑量，效力無窮

順勢醫學在治療病人的用藥方面，呈現明顯不同於正統醫學的藥理方法。正統醫學的用藥原則，是給患有相似疾病的不同病人，用上強大劑量的廣效藥物；而順師醫師則是針對疾病的生理和精神症候群特性，給予每個病患高度個人化的藥物和劑量。

字首nano源自於拉丁文，它的語意為矮小或極小。奈米科技（Nanotechnology）或奈米科學（Nanoscience）科學領域中，

主要在探討研發非常小量物質的科技或製程，至少是小於10的負9次方（x10-9），也就是低於一個單位的十億分之一。順勢藥物使用的劑量非常小，因此新的「奈米藥理學」（Nanopharcology）中，稱之為「奈米劑量」（Nanodose）就極為恰當。而我們在順勢療法中使用「奈米藥理學」和「奈米劑量」就是源自於奈米科技或奈米科學，表示劑量非常小但藥效強大的意思。要真正了解在順勢醫學中，奈米藥理學的本質和何謂超級微量，首要之務，必須先行了解順勢藥物的製造方法和過程。

順勢藥物的製造

在製造順勢藥物的過程中，大部份都是使用經過兩次蒸餾的水。值得注意的是，研究水特性的物理學者們，大多同意水本身具有神奇的特性。順勢藥物的製造業者，使用經過兩次蒸餾處理的高純度的水，因此藥物可以充分滲透到水中，並且改變水的結構。（Roy，et al.，2005）。有化學家和物理學家所作的許多研究，都顯示含有順勢藥物的水溶液，和單純經過二次蒸餾的水之間，可能有所不同（Chaplin，2007；Elia，1999；Elia，et al.，2004）。

每一種物質都經過稀釋，最普遍的是，將原始藥物以1份，加上9份或99份二次蒸餾的水，也就是將藥物稀釋10倍或100倍。稀釋後的混合液體，在加以激烈「震盪」（Succussion）。 經過激烈震盪的溶液，在同樣地在稀釋10倍或100倍，然後再予以激烈震盪。這樣「稀釋」、「震盪」的步驟，重覆3次、6次、12

次、30次、200次、1000次或更多次。如果只是單純將原始藥物稀釋，而沒有加以劇烈震盪，就無法活化藥物的效果。

從十九世紀早期以來，當順勢醫學發源的年代，就一直使用玻璃瓶來製造順勢藥物。順勢醫學的始祖哈尼曼醫師，在當時就是化學界的領導人物之一；他和當時的大多數化學家一樣，認為玻璃的性質非常穩定，因此在順勢藥物的製作過程中，不會產生藥物的汙染。不過根據近代的研究顯示，玻璃小瓶或許在順勢藥物的製程中，扮演著一個不可或缺的角色。（請參考本章後面「奈米劑量可能的作用原理」）。

累積超過200年的使用經驗顯示，藥物經過越多次的活化處理，也就是越多次「稀釋」與「震盪」的循環，則藥效越強，藥效持續越久，而所需要的劑量就越小。基於上述的觀察和經驗，順勢醫師將經過200次或以上活化處理的順勢藥物，稱為「強效藥」，而只經過12次或以下活化處理的藥物，稱為「弱效藥」。

基於這樣的認識，順勢醫師確信順勢藥物的特性並不只是在於超微劑量而已。事實上，順勢醫師深信，經過這樣一系列的「稀釋」和「震盪」，溶液中經過二次蒸餾的水，已經產生了變化，藥物的「訊息」已被活化，而且烙印（imprinted）在水的結構中。我們這樣舉個比喻來說，讀者們可能比較容易理解其中的道理。兩片化學結構完全一樣的光碟片，其中一片是空白的，而另一片則錄有1,000本電子書或1,000首歌曲。如果我們試圖用化學方法來分析比較這兩片光碟片，則可能無法分辨兩者之間有任何的差異。同樣的道理，用水作為介質，因烙印上藥物的訊息而改變了水的結構；但即使用一般的化學分析，也沒有辦法發現和純水之間，有任何的差異存在。（Roy，et al.，2005）

其實順勢醫師最早認知到，除非服藥的患者對同樣的藥物有高度的敏感性，要不然的話，他們的藥物是絲毫沒有作用的。換句話說，之前同樣的物質會引起症狀或症候群，這時候使用同類的順勢藥物，才會產生高度敏感的效果。

　　照一般的認知，實在很難讓人接受，如此超微的「奈米劑量」，會產生任何的治療效果。然而，自從十九世紀以來，許多深受尊重的基礎科學和臨床研究，都已經開始證明，順勢醫師和他們的病患們所宣稱的治療效果。

共振原理與力量

　　按照音樂的物理原理來思考，就可以很容易地了解「以同治同」的原理。例如每當當我們在鋼琴或其它樂器彈奏C音符時，周遭所有的C音符都會產生迴響，但其它音符則完全不會受到影響。就算其它的樂器相距有一段距離，當彈奏C音符時，其它樂器的C弦仍然會產稱回響。對於了解「以同治同」的原理，這是一項非常重要的觀察。揭示一項重要的訊息，那就「凡有共振效應，必然產生高度敏感的現象。」

　　綜上所述，我們可以這樣說，順勢醫學這個醫療體系，是以「共振效應」作為它的根本理論基礎。歷經兩百年來的源遠流長，數十萬位順勢醫師們的共同發現，只要藥物的毒物性質，和病患各種症狀組成的症候群之間，有著相似的性質足以產生兩者之間的共振效應，人們就可以將藥物經過特殊的處理，也就是前面說過的「稀釋」及「震盪」的製造過程，就可以用極少的劑

量，達到強化患者痊癒的療效。相反地，如果藥物與症候群之間，缺發相似的特質，就無法產生共振效應，也就不會有任何療效發生了。讓我們在強調一次，只要症候群與藥物之間產稱共振效應，患者就可以在整體健康上，得到非常顯著的改善。

「奈米劑量」效果的其他證據

其實在正統醫學領域中，也有許許多多的科學證據，證實非常低濃度的生物理物質，具有非常強大的生物化學效應。在人類大腦中，有一種稱為「乙型腦內啡」（beta-endorphins）的化學物質，若將其濃度稀釋為10-18，也就是以1：10的比例，連續稀釋18次之後，就會產生調節「殺手細胞」（Natural killer）的免疫功能。「白血球介素」（Interleukin-1）-1是身體免疫系統很重要的成分，將其稀釋為10-19時，可促進T細胞的複製增生。有許多動物如昆蟲，會散發出稱之為「費洛蒙」（Pheromone）的荷爾蒙，當同類的動物接收到即使只有非常微量的時候，就會激發高度敏感的反應。

在長期的觀察之下，除了發現，人體對某些化學物質，會呈現出高度敏感的反應之外，也有許多證據顯示，人體對某些藥物的反應，呈現雙相反應（Biphasic, two phases）的現象。具體地說，同樣一種物質，給予超微劑量時，會在人體產生和使用高劑量時，完全相反的反應。例如，大家非常熟悉的阿托品（atropine），在正常劑量時，會阻斷副交感神經，減少分泌物，使得黏膜變得很乾燥。反之，阿托品在超微劑量時，卻反而會促進黏

膜的分泌（Goodman and Gilman，2001）。

藥物隨著濃度不同，所表現出來的「雙相反應」，雖然較少為人所知，但卻是人們長期觀察到的現象。「hormesis」源自希臘文，意思是「激活效應」。事實上，「激活效應」或「阿特·舒茲茨法則」（Arndt–Schulz law），在醫學或科學字典中的意義，是指毒物在超微劑量時，具有激活生理活性的功能，中等濃度會降低生理活性，而高濃度時會完全抑制生理活性。

主流科學家們對於毒物的「激活效應」或「阿特·舒茲茨法則」，實際上是充滿著興趣，至少已有數百篇的研究論文，是在探討這個現象的。有趣的是，沒有任何一篇文章，曾經提過「順勢醫學」這個名稱。（Stebbing，1982；Oberbaum and Cambar，1994；Calabrese，2005；Calabrese and Blain，2005）。學術期刊《科學》（Science）2003年的一篇文章中，是這樣談到毒物「激活效應」這個概念的。作者在文中說：毒物的激活效應在科學界，曾經一度被懷疑過；現在，它卻正在波濤洶湧地大反撲。」（Kaiser，2003，378）。

對於順勢療法高效能藥物的效果，存有質疑的懷疑者，應該不會懷疑低效能順勢藥物劑量的潛在好處。實際上，在歐美國家透過藥房或健康食品店，直接賣給消費者的順勢藥物，都是屬於低勢能的藥物，因為這些藥物都還含有微量藥物。至於那些高勢能的順勢藥物，一般說來，都已經不含有原來藥用物質的成分，則主要是由專業的順勢治療師，包含順勢醫師，開立處方給病人使用。這些專業的順勢治療師，知道如何選擇病患會有高度敏感的藥物，給予個人化的高效能藥物。

人類的歷史，永遠在探索未知的世界，例如過去的西部拓荒

史和近代的太空探險等等。今天，科學家和醫學家們也如同前人一樣，正在探索奈米科技和奈米藥理學的未知領域。歷史告訴我們，這只是時間遲早的問題而已，科學家和醫師們終將接受，順勢醫學的世界中，呈現一片肥沃的土地，讓人類去探索和開發出「奈米劑量」光輝燦爛的一片天空。

順勢療法的臨床證據

令人百思不得其解的是，竟然有些醫師與記者聲稱，沒有任何研究肯定順勢醫學的療效。這些言論代表並無確認過順勢醫療藥物的「研究報告」。這樣的陳述之於順勢療法著實是，這些人刻意地對順勢醫學作扭曲的報導，就只是源自於對科學文獻的無知或對順勢療法的成見。這樣蓄意扭曲和漠視的態度，使得完全喪失科學性醫學討論的空間。而那些明說或暗喻順勢醫學是「未經證實」的人，只不過是一群錯誤認知或資訊錯誤的人而已。

在閱讀本章節時，您會深切感受到順勢醫學充滿著科學實證，許多研究結果也不斷地發表。讀者們可以透過從下文，進一步取得相關於的最新研究資訊。

在進入討論，近年來嚴格控制的雙盲臨床研究之前，讓我們先回顧順勢醫學早期的研究。我們在前面曾經提過，在十九世紀時，順勢療法曾經在美國和歐洲開始盛行，主要是因爲當時許多傳染病，順勢療法在治療這些疾病上的，展現了驚人的成功經驗。霍亂、猩紅熱、傷寒、黃熱病、肺炎和其它疾病，在順勢療法的醫院接受治療的患者，死亡率都非常的低，大約只有正

統醫院的一半或甚至只有八分之一的死亡率。（Bradford，1900；Coulter，1973）。類似的治療優勢，也同樣發生在由順勢醫師所照護的精神病院和監獄，這些都有詳細的文字記載可考。（公立醫療機構中的順勢療法（Homeopathy in Public Institutions，1893）註3。而上述治療感染性流行病人的持續與成功之療效，實在不太可能被歸因於只是安慰劑效應（placebo effect）。

　　非常值得注意的是，有些最早期的安慰劑-控制組對照的雙盲研究（此乃研究方法中，一般公認最嚴謹的研究設計，以下簡稱「對照雙盲研究」。）實際上是由順勢醫師所做的試驗。在十九世紀末、二十世紀初期，關於這些雙盲研究的詳細歷史，請參考Dr.麥克‧伊曼‧迪恩（Michael Emmans Dean）註4醫師的《順勢療法的試驗》（The Trials of Homeopathy）。讀者可以在網路上，閱讀我的電子書《順勢家庭醫學指引》，書中對於順勢藥物臨床研究的歷史，有精簡完整的紀錄。莎姆里研究院（Samueli Institute）是一個專門推廣健康的非營利組織，讀者可以在他們的網站上（www.siib.org）查到當代順勢療法的基礎科學和臨床研究。

　　下面就幾個現代優質的對照雙盲研究，做扼要的報告，跟讀者們分享。1995年10月之前，一群醫師和科學家組成的團隊，進行一項順勢醫學的臨床研究。（Linde，et al.，1997）他們總共蒐集了186篇相關的研究論文，根據事先定義的標準，其中有89篇符合標準，而納入「統合分析」（Meta-analysis）的研究範圍。研究分析發現，給予順勢藥物的患者中，自覺有效的患者比接受安慰劑的患者，高出2.45倍之多。這篇研究結果，發表在讀者們都已經很熟悉的高水準的醫學期刊《針刺》上。註5

傑出的科學家們，對於臨床研究品質最關切的問題是，一個研究所得到的結果或結論，是否有其它不相關的獨立研究者，也可以複製同樣的研究，而且能得到同樣的結果與結論。也就說，研究結果的「重現性」（Replication）高低，就是研究品質好壞的最好判斷標準。原則上，如果有三個獨立的研究，都得到一致性的結果，那麼這樣的治療方法，就可以說得到驗證，是真實有效的。

有三個獨立的研究團隊，進行以順勢藥物「歐斯洛可舒能」（Oscillococcinum 200C），來治療類流感症候群的臨床試驗（Ferley, et al., 1989；Casanova and Gerard, 1992；Papp, et al., 1998）。這三個研究，除了都是各自進行之外，每個研究的樣本數都很大，分別為487、300、和372人）；都是多個醫療單位共同參與的，而且都是對照雙盲的研究設計。其中有兩個，還是以隨機抽樣的方式，來收集參加的個案。以上所描述的這些研究設計的特點，即使到今日，都是學術界一致公認，好的研究品質，所必須具備的條件。這三個設計嚴謹的研究結果，都一致顯示，「歐斯洛可舒能」在類流感的治療上，具有統計學上顯著的效果。

維也納大學附設醫院，進行一項用順勢療法治療「慢性阻塞性肺疾」（Chronic Obstructive Pulmonary Disease，COPD）的重要研究。COPD是呼吸系統許多種疾病的統稱，包括慢性支氣管炎和肺氣腫等，高居美國第四大死亡病因。這項隨機的對照雙盲研究，其研究對象主要是，過去有抽菸史且患有嚴重COPD的患者，用順勢藥物「重鉻酸鉀」（Kali bichromicum） 30C的治療效果。主要評估項目是，患者呼吸道黏稠的痰，由喉嚨咳出

來的量是否有改變。在這個研究中，共有五十個研究對象，研究組（Group 1）給予重鉻酸鉀30C的糖球，每隔十二小時服用一次，每天兩次。作爲對照用的安慰組患者，則只給安慰劑。從研究開始的兩天後，氣管或喉嚨痰的分泌量、住加護病房的天數、以及由氣管中能否抽痰等，都逐一分別記錄下來。結果顯示，接受順勢療法的患者，痰明顯減少；氣管的痰也容易抽出來，住加護病房的天數縮短了（順勢療法4.2天，安慰劑組7.4天。這三項指標，都達到統計學上的顯著意義；也就是說，在COPD的治療上，順勢療法具有實際效果，而不是「安慰劑效應」而已。（Frass, et al., 2005）。

　　在格拉斯哥（Glasgow）大學及其附設的順勢醫院（Glasgow Homeopathic Hospital）進行的臨床研究，也是被公認爲最高品質的科學研究。一群研究人員組成的團隊，針對呼吸道過敏性疾病，包括花粉熱、氣喘、及常年的過敏性鼻炎等的患者，進行了四項研究（Taylor, et al., 2000）。總共治療了253個病人，使用視覺類比評分法（analogue scores）作爲衡量的指標。結果發現，接受順勢療法的患者中，28%自覺進步，而接受安慰劑的患者中，則只有3%自覺進步。兩者之間的差異，順勢療法明顯優於安慰劑，且在統計上具有顯著的意義。（P= 0.0007）[註6]。

　　在花粉熱（hay fever）的研究中，引發花粉熱的花朵做成的藥物，使用的是順勢療法的劑量。在其它的研究中，研究人員先用正統的過敏試驗方法，去評估過敏原。接著研究人員，再將過敏原做成30C的順勢藥物，讓過敏患者使用。「居家塵蟎」30C（House dust mite 30C），是最常使用的順勢藥物。

　　研究人員將這種處方的方式，稱爲「順勢免疫療法」（Homeopathic immunotherapy）。最後，他們根據研究結果做出結論，認為若不是對照組的臨床試驗不具效果，要不然就是順勢藥物真的具有治療的效果。

有三個研究，探討順勢療法在幼兒腹瀉的療效。這三個研究基本上，在研究設計上都一樣，而且研究結果都發表在經同儕審查（Peer-review）的科學期刊中發表。在2003年Jacobs運用「統合分析」的統計方法，整合分析這三篇研究的結果（Jacobs, et al., 2003）。研究對象為六個月大到五歲的幼兒，總共有242位。統合分析的結果顯示，給予順勢藥物的幼兒，腹瀉的天數明顯比給予安慰劑的幼兒，縮短了很多，而且具有統計學上的顯著差異。P值 0.008，代表的意義是，正面效果的出現，99.2%的機率是順勢療法真的具有療效，而碰巧好的機率只有0.8%。世界衛生組織（World Health Organization，WHO）認為兒童腹瀉的問題，是今日最嚴重的公共衛生的議題之一，因為每年有數百萬的兒童死於腹瀉導致的嚴重脫水。我們相信，漠視順勢療法對幼兒腹瀉的療效，未能將順勢療法列為幼兒腹瀉的標準治療之一，總有一天，將會成為醫療失當或醫療過失看待。

有一個十分不尋常的研究，針對五十三位「纖維肌痛」（fibromyalgia）的病人，探討順勢藥物在這方面的療效。纖維肌痛是近年來發現的症候群，它的症狀其包括肌肉骨骼症候、疲勞和失眠等（Bell, et al., 2004）。參與的患者，針對每一個患者的病情，選擇個人化的順勢藥物。經過治療之後。患者的疼痛點數目以及每個痛點的嚴重性、生活品質與整體的健康情況，都獲得大幅度的改善；另外，憂鬱情緒的程度也得到緩解。相反地，另外一群患有同樣疾病的人，也接受專業人員的訪談和評估，但沒

有給予順勢藥物，而只給予安慰劑的患者，病情則未獲得改善。順勢療法的患者所獲得的「治療的利益」，相較之下，遠遠超過正統療法的患者，這樣的差異，在統計學上也顯示出顯著的差異（P= 0.004）。

這項研究，還有一個非常有趣的發現。研究人員發現，順勢療法的患者，他們腦部的電生理活性，也產生了明的變化。這個腦中電生理的變化，經由腦電波檢查（EEG），證實了這樣的變化。這些發現告訴我們，順勢醫學的治療，除了經歷了身體健康獲得改善之外，甚至連他們的腦波也不一樣了。患有慢性症狀的患者，經由順勢治療，在臨床症狀獲得的改善，以及客觀的生理活動改變的證據，給了人們強有力的證據，證明「奈米劑量」的觀點，是可以觀察的實證效果。

從上面所摘錄的這麼多的實證研究，應該足以證明，順勢藥物確實具有治療效果。除此之外，甚至還有更多科學實證，顯示「奈米劑量」的確具有顯著的生物活性。瑪德琳・伊尼思（Madeleine Ennis）博士，伊尼思原本是順勢療法的懷疑論者，但她現在則相信順勢醫療藥物確實具有很好的療效。在她指導下這次研究，是在四個獨立的研究室分頭進行，每個研究室分屬於不同的大學（Belon, et al., 2004）。將組織胺稀釋超過「亞佛加厥常數」（Avogadro constant）的倍數（第十五到第十九次百分之一的稀釋，亦即100-15 到100—19），進行了一系列總共3674個實驗。研究發現，使用「奈米劑量」具有抑制「嗜鹼性白血球」釋放「組織胺」（Histamine）。和對照組相較，這個抑制組織胺釋放的效果，具有統計學上顯著的差異（P = <0.0001）。用來實驗的溶液，是在獨立的實驗室中所製造的，參與者本身完全不

知道溶液的內容物爲何；另外，資料分析則是由一位未參與本研究的生物統計學家所進行[註7]。

另外，《新科學人》（New Scientist），世界上最受尊重和歡迎的網站科學雜誌，定期報導順勢療法，以及由知名物理學家、化學家、醫師、生物學家等科學家們，在順勢療法上的研究成果。雖然在《新科學人》中，並非所有關於順勢療法的報導都屬正面的，不過迄今爲止的報導，整體而言，對於順勢療法大多是持正向的（詳情請上www.newscientist.com）。

「奈米劑量」效果的假說

「順勢藥物」如何產生效果，仍舊是個謎；然而，自然界本來就充滿著許多神祕的現象，而且有太多「超微劑量」力量的引人注目的例子。

例如眾所皆知的，某些品種的蛾能嗅到兩英里之外，同一品種的蛾所散發出來的費洛蒙。物種能嗅聞到同種散發的費洛蒙，在神奇的自然界中，這樣的現象絕非單純的偶然，儼然就是順勢療法的「以同治同」的翻版。爲了繁衍後代，蛾類在演化的過程中，自然會發展出奧妙的特別費洛蒙接受器。我們都知道，鯊魚能夠感知很遙遠海水中的血腥味。讓我們們想一想，在海洋中這麼大的水量，就像其它生物求生存的本能一樣，鯊魚也發展出非常高敏感度的本能，確保它們能夠覓食以維持生存及繁衍後代。

生物具有某些實在不可思議的敏感性，是無庸置疑的自然界現象。但是就順勢療法而言，仍然要面對一些挑戰性的問題：藥

物的訊息是如何烙印在水的結構裡？「稀釋」與「震盪」的製造過程中，是如何加強藥物的效力呢？對這些挑戰性的問題，儘管我們還沒有十分明確的答案，但是一些最近的研究，可以為我們指引出方向。

要解釋順勢藥物為何能發生效果，最可能藉助一些現代的精密科技，給了我們最新及最有趣的思考方向。法國和比利時好幾所大學與醫院中的科學家們，發現水在玻璃瓶劇烈震盪的過程中，可能引起極少量矽片或晶片剝落到水中（Demangeat，et al.，2004）。或許就是這些超微矽晶，在水中貯存了藥物的訊息，使得原本每種藥物的資訊，發揮本身藥理學的效果。

另外，經由震盪過程所產生的「顯微泡沫」和「奈米泡沫」，可能會發生爆裂，因此產生較高得溫度與壓力的顯微環境。好幾份化學家和物理學家的研究報告均顯示，即使經過重複稀釋的水中，不再含有藥物的分子，但是在製造順勢藥物過程中，依然會有熱能從水中釋放出來 （Elia and Niccoli，1999；Elia，et al.，2004；Rey，2003）。

此外，一群受人尊重的科學家們也證實，在順勢醫藥物的製程中，激烈震盪時會改變水中的壓力，有如在10，000英尺深的壓力（Roy，et al.，2005）。這些科學家們的發現，在順勢藥物整個製程中，包括使用經過兩次蒸餾的水，然後經過一系列的「稀釋」及「震盪」等步驟，是如何改變水的結構。

源自現代潛艇無線電通信知識的隱喻，或許有助於我們了解，超微劑量的藥物是如何發揮作用。一般的無線電波無法穿透水層，潛水艇在海底的通信，必須使用非常低頻率的無線電波，才能穿透水深用在通信上。由於潛水艇所使用的無線電波頻率非

常低，也就是說，單一波長就常達好幾英里！

如果考量到人體有70-80%是由水所組成的，那麼要想將藥物訊息傳給人體，進入細胞間液，則非「奈米劑量」不可。就像潛水艇海底通信，必須使用超低頻率，亦即超長波長的電波一樣的道理，唯有使用經活化的超微劑量，也就是「奈米劑量」，才能讓人接收到藥物治療的效果。

非常重要而且必須確實了解關鍵，除非治療對象，對於特定藥物具有高度的敏感性，奈米藥物的劑量，就不會產生任何的治療效果。當藥物和治療對象之間，產生了「共振效應」，就會引發患者的高度敏感。由於順勢療法的基本原理，是選擇在過量時會產生病患發生症狀的藥物，所以說，順勢醫學的「同類法則」，基本上就是針對個別病患，選擇會引起高度過敏的藥物，然後用來治療疾病的實務療法。

現代生理學家和病理學家們，也認知到，疾病的意義並不只是身體潰敗或投降；疾病的症狀正是代表，身體正在和疾病奮力作戰或調適壓力的努力。當我們考量到這些專家們的觀點時，順勢療法的「同類法則」，則具有更深層的意義。

使用足以深入到人體深層的奈米劑量，並特別選擇具有模擬症狀的醫藥，可幫助啟動深層的療癒過程。此外，還要特別強調的是，順勢療法並非只因其可以引起一個相似的疾病，而加以選擇，而是因為它可以引起和疾病相似的症候群，而局部的疾病或症狀只不過是整個疾病的部分而已。順勢醫師了解人體是個非常複雜的有機體，會產生各種生理、心理的症狀；也因此，順勢醫師認知生物體是非常複雜的，而創立能有效處理的治療體系。

雖然截至目前為止，沒有人能精確地知道，順勢藥物是如何

啓動療癒的過程；但是經過兩百多年來，順勢醫學已經累積了來
自數十萬臨床醫師和數千萬病患強大效果的證據。基於此，我們
不由得會產生一種期待，未來在順勢醫學和奈米藥理學的研究，
一定會帶給我們有關順勢醫學的珍貴的發現。

量子醫學

　　量子物理學並沒有駁斥牛頓物理學；量子物理學只是延展了
我們對於超微劑量和超大系統的了解。同樣地，順勢醫學並不反
駁西醫的藥物學；異典同功的是，他還延展了我們對於醫學成份
的超微劑量之理解。

　　順勢療法的始祖山姆‧哈尼曼（Samuel Hahnemann, MD）
醫師，在他的有生之年中，重複潤飾了五次他在此領域影響後世
深遠的鉅作，而五次當中的每一次，他都不斷潤飾與更新他的觀
察。順勢醫師也不斷精進這個奈米藥物學的系統。雖然對於選擇
正確的藥方，或最佳的奈米藥物學劑量，不一定總能達到共識，
但是順勢醫學的系統提供了一個深厚的基礎，而在這個基礎上，
臨床醫師和研究人員都得以並且應該繼續探索奈米藥物學。

◆本章參考文獻

1 . Behring, E. A. von. Modern *Phthisia–Genetic* and *Phthisia–Thera-peutic Problems in Historical Illumination*. New York, 1905.

2 . Bell, I. R., Lewis, D. A., Brooks, A. J., et al. Improved clinical status in fibromyalgia patients treated with individualized homeopathic remedies versus placebo, *Rheumatology* 2004:1111–1115.

3 . Bellavite, P., and Signorini, A. *Emerging Science* of *Homeopathy*: *Complexity, Biodynamics, and Nanopharmacology*. Berkeley: North Atlantic Books, 2002.

4 . Belon, P., Cumps, J., Ennis, M., Mannaioni, P. F., Roberfroid, M., Ste–Laudy, J., and Wiegant, F. A. C. Histamine dilutions modulate basophil activity, *Inflammation Research*, 2004, 53:181–188.

5 . Benyus, J. M. *Biomimicry*: *Innovation Inspired by Nature*. New York: Quill, 1997.

6 . Bradford, T. L. *The Logic of Figures or Comparative Results of Homoeopathic and Other Treatments*. Philadelphia: Boericke and Tafel, 1900.

7 . Calabrese, E. J. Hormetic Dose–Response Relationships in Immunology: Occurrence, Quantitative Features of the Dose Response, Mechanistic Foundations and Clinical Implications, *Critical Reviews in Toxicology*, 2005, 35:89–295.

8 . Calabrese, E. J., and Blain, R. The Occurrence of Hormetic Dose .

9 . Responses in the Toxicological Literature, the Hormesis Database: An Overview, *Toxicology and Applied Pharmacology*,

2005, 202:289–301.

10. Casanova, P. *Multi–centric study involving 100 patients*. Centre de Recherche et de Documentation Technique, University of Marseilles, France, 1983.

11. Casanova, P., and Gerard, R. *Bilan de 3 annees d'etudes randomisees multicentriques oscillococcinum/placebo, oscillococcinum rassegna della letterature internationale*. Milan: Laboratoires Boiron, 1992.

12. Chaplin, M. www.lsbu.ac.uk/water/chaplin.html. 2007.

13. Connelly, B. How Homeopathy Works, *Simillimum*, March 2002, 33–53. www.y2khealthanddetox.com/homeoworks.html.

14. Coulter, H. L. *Divided Legacy: The Conflict Between Homeopathy and the American Medical Association*. Berkeley: North Atlantic Books, 1973, 302.

15. Coulter, H. L. *Divided Legacy: The Patterns Emerge—Hippocrates to Paracelsus*. Berkeley: North Atlantic Books, 1975.

16. Coulter, H. L. *Homeopathic Influences in Nineteenth Century Allopathic Therapeutics*. St. Louis: Formur, 1973.

17. Dean, M. E. *The Trials of Homeopathy*. Essen, Germany: KVC, 2004.

18. Demangeat, J.–L., Gries, P., Poitevin, B., Droesbeke J.–J., Zahaf, T., Maton, F., Pierart, C., and Muller, R. N. Low–Field NMR Water Proton Longitudinal Relaxation in Ultrahighly Diluted Aqueous Solutions of Silica–Lactose Prepared in Glass Material for Pharmaceutical Use, *Applied Magnetic Resonance*, 2004, 26:465–481.

19. Elia, V. and Niccoli, M. Thermodynamics of Extremely Diluted Aqueous Solutions, *Annals of the New York Academy of Sciences*, 1999, 879:241–248.

20. Elia, V., Baiano, S., Duro, I., Napoli, E., Niccoli, M., and Non- atelli, L. Permanent Physio–chemical Properties of Extremely Diluted Aqueous Solutions of Homeopathic Medicines, *Homeopathy*, 2004, 93:144–150.

21. Eskinazi, D. Homeopathy Re–revisited: Is Homeopathy Compatible with Biomedical Observations? *Archives in Internal Medicine*, Sept 27, 1999, 159:1981–1987.

22. Ferley, J. P., et al. A Controlled Evaluation of a Homeopathic Preparation in the Treatment of Influenza–like Syndrome, *British Journal of Clinical Pharmacology*, March 1989, 27:329–335.

23. Fisher, P., and Ward, A. Medicine in Europe: Complementary medicine in Europe, British Medical Journal （BMJ）, July 9, 1994, 309:107–111.

24. Frass, M., Dielacher, C., Linkesch, M., Endler, C., Muchitsch, I., Schuster, E., and Kaye, A. Influence of Potassium Dichromate on Tracheal Secretions in Critically Ill Patients, *Chest*, March 2005.

25. Goodman, L., and Gilman, A. *The Pharmacological Basis of Therapeutics*. Fifth edition. New York: Macmillan, 2001.

26. Homeopathy in Public Institutions: Saves Life, Time, and Taxes. *Medical and Surgical Record*, V2, February 1893:8–14.

27. Jacobs, J, Jonas, W. B., Jimenez–Perez, B., and Crothers, D.

Homeopathy for Childhood Diarrhea: Combined Results and Meta–analysis from Three Randomized, Controlled Clinical Trials, *Pediatric Infectious Disease Journal*, 2003, 22:229–234.

28. Josephson, B. Molecule Memories, *New Scientist*, November 1, 1997, 66.

29. Kaiser, J. Hormesis: A Healthful Dab of Radiation? Science, October 2003, vol. 17, no. 5644.

30. Kleijnen, J., Knipschild, P., and ter Riet, G., Trials of Homoeopathy, BMJ [*British Medical Journal*], February 9, 1991:316–323.

31. Linde, K., Clausius, N., Ramirez, G., et al. Are the Clinical Effects of Homoeopathy Placebo Effects? A Meta–analysis of Placebo–Controlled Trials, *The Lancet*, September 20, 1997, 350:834–843.

32. Oberbaum, M., and Cambar, J. Hormesis: Dose Dependent Reverse Effects of Low and Very Low Doses, in P. C. Endler and J. Schulte（eds.）, *Ultra High Dilutions*. Dordrecht: Kluwer Academic, 1994.

33. Papp, R., Schuback, G., Beck, E., et al. Oscilloccinum in Patients with Influenza–like Syndromes: A Placebo–Controlled Double–Blind Evaluation, *British Homeopathic Journal*, April 1998, 87:69–76.

34. Rey, L. Thermoluminescence of Ultra–High Dilutions of Lithium Chloride and Sodium Chloride. Physica A, 2003, 323:67–74.

35. Roy, R., Tiller, W. A., Bell, I., and Hoover, M. R. The Structure

of Liquid Water: Novel Insights From Materials Research; Potential Relevance to Homeopathy, *Materials Research Innovations*, December 2005, 9:4.

36 . Stebbing, A. Hormesis: The Stimulation of Growth by Low Levels of Inhibitors, *Science of the Total Environment*, 1982, 22: 213-234.

37 . Taylor, M. A., Reilly, D., Llewellyn–Jones, R. H., et al. Randomised Controlled Trial of Homoeopathy versus Placebo in Perennial Allergic Rhinitis with Overview of Four Trial Series, *BMJ*, August 19, 2000, 321:471-476.

38 . Ullman, D. *Homeopathic Family Medicine*（an ebook）. Berkeley: Homeopathic Educational Services （updated every three months at www.homeopathic.com）.

39 . Wiesenauer, M., and Ludtke, R. A Meta–analysis of the Homeopathic Treatment of Pollinosis with Galphimia glauca, *Forsch Komplementarmed*, 1996, 3:230-234.

第二章

為何順勢療法遭受厭惡與誹謗

　　在順勢療法的始祖山姆‧哈尼曼醫師之墓碑上，寫著拉丁文Aude sapere，其譯意為「敢於有智慧、經驗和嘗試」。自始至終，哈尼曼對當代主流醫師的所有挑戰，都只是要他們先嘗試順勢療法，然後再自行加以判斷。很遺憾地，大多數的醫師都沒有面對這項單純的挑戰。事實上，大部份的醫師們，在面對順勢療法這個議題時，均抱持著偏見與不科學的態度。換言之，他們對於順勢療法所知不多，且從未曾親身體驗順勢療法，但就是不喜歡順勢療法。

　　十九世紀時期，許多醫師曾經嘗試順勢療法，而且在嘗試過之後，對於順勢療法的療效感到驚訝，也留下非常深刻的印象。當時四處流行的各種感染性疾病，順勢療法的療效也是好得令人歎為觀止。為了因應風靡一時廣受歡迎，所謂「新醫學」的大幅成長，順勢醫學院也就像雨後春筍般地，在各地紛紛創立，傳授基礎醫學科學，以及如何開立順勢療法藥處方的專業課程。波士頓大學、紐約順勢醫學院（ New York Homeopathic Medical College）和費城的哈尼曼醫學院（Hahnemann Medical College），以及美國其它學校，都風起雲湧地創辦順勢醫學教育機構，專門致力於培育養成這新血統的醫師。

　　在此同時，順勢醫師們也做了一些前所未有的事。順勢醫師們開始公開批評「一般」醫學的行醫方式。更有甚者，順勢療法

的醫師們還明白指控，正統醫學的治療方式，所製造的傷害，遠遠超過帶給病人的好處。作為一個人數眾多而且還在不斷成長的團體，順勢醫學對正統醫學的公開批判，在歷史上還真是未曾有過的創舉。

在此之前，分屬兩個不同學派的醫師們，彼此之間都還能維持著紳士風度。儘管他們在執行醫療業務方面，相互之間會有許多不同的意見，但是由於順勢醫學出現，以及順勢醫學院的方展，對於傳統主流醫學而言，也帶來很多支持性的分析和批評；也就是說，順勢醫學的存在與發展，對主流醫學的健全發展，具有建設性的正面意義。隨著順勢醫學日益壯大，吸引了越來越多在美國最受推崇的文學菁英、神職人員領袖、人權擁護者、政治高層、以及最富有的家庭，和許多最富有的家庭。順勢醫學對於當時的傳統主流醫學來說，正逐漸成為活力十足的競爭對手。

十九世紀初期，當順勢療法在德國發源時，哈尼曼醫師和他的同儕們，就曾尖銳地批判當時的一般醫師，以高劑量的水銀、銻、砷、鉛與其他有毒物質來治療病人的謬誤。當時的傳統主流醫師，也將使用刀子或稱為「刺針」切開靜脈為病人放血視為常規療法，主流醫師認為這樣做，可以排除阻塞或多餘的血液。一直到十九世紀中葉，甚至都還在普遍用水蛭來吸病患的血[註8]。在十九世紀中葉前後，只要是不為病人放血的醫師，都會被當作「江湖術士」或庸醫看待。

只要有任何醫師公開批判另一位醫師時，就會被視為是一項嚴重的冒犯；可想而知，當一大群順勢醫師，集體渲染正統醫學非常危險時，一場針對順勢醫學與順勢醫師的戰爭，勢將無可避免地隨之展開。

一位醫學史學家領袖提到，當同僚開給順勢醫療處方時，正統醫師並不會覺得受到冒犯或受到威脅；只有在這些同僚對正統醫學行醫方式，發出敵意時（正如同順勢療法醫師的作為），他們才會認為這樣的言行是不可原諒的，也因此才會挑起一場對抗順勢醫師的全面性戰爭（King，1983）。

　　哈尼曼和他的同僚們，不只批評開給危險藥物的醫師們而已，順勢醫師還攻擊同時開給多種藥物的治療行為。順勢醫師認為使用「多重藥物」，也就是同時使用多種藥物，是不科學的。因為很少有研究，探討多種藥物合併使用的效果。哈尼曼和順勢醫學的同僚們主張，多種藥物混合在一起，產生了一種全新的「結合藥物」。使用這種「結合藥物」，在人體上將會產生完全不可預知的效果。總而言之，順勢醫師們強烈質疑，號稱「科學的醫學」到底有多科學。

　　正統醫師對順勢療法與順勢醫師的敵對雖然已很強烈，但來自當代藥劑師（Apothecaries）的敵意，對於順勢療法和順勢醫師的敵對，則更為強大。根據當時的法律規定，醫師不得自行製造或自行調劑給藥。醫師必須先開立處方，再交付給當地的藥局調劑。一般來說，正統醫師開給每一個病患的處方，大多有四到八種不同的藥物；每種藥物的使用劑量都很大，甚至大到會在病患身上產生毒性作用。

　　和正統醫師比較之下，對於每位病人，順勢醫師通常只會開給單一藥物，而且建議使用的都是非常小的劑量。當時藥局的收費標準，是依照特定藥物的用量來收費的。不言可喻，每一張順勢療法的處方，藥局不可能因而有太多的收入；更糟的是，順勢療法藥物製作過程，需要更多的人力。

受到這些重要經濟誘因的影響，藥劑師當然不會喜歡順勢療法和順勢醫師。對藥劑師不友善的態度，順勢醫師也自然地以對他們的不信任感作為回應。事實上，會中規中矩的為他們製造醫療藥物。事實上，順勢療法藥物製作的整個流程，藥劑師的誠信，長期以來一直受到順勢醫師的高度質疑

　　為了探討藥劑師欺詐造假的嚴重性，在1880年代一些德國的順勢醫師，捏造了一些藥物名稱，將這些處方由病人交付各個藥局調劑[註9]。在八十九家藥局中，只有十二家加以拒絕調劑；這十二藥局拒絕的理由，有許多家早已公開宣稱他們不銷售任何順勢療法的藥物（Homeopathic Pharmacies，1899）。甚至在已獲知有虛假藥物的處方事件之後，在其它測試藥局的調查當中，發現這些虛擬藥物的處方，仍然經由藥局調劑之後，到了病患的手上。

　　順勢醫學和順勢醫師遭到誹謗的另一個原因，在於對健康、疾病和療癒過程等基本觀念上的差異，順勢醫學代表一個截然不同於正統醫學的醫療系統。正統醫學的醫師們的認知，傾向於相信「症狀」是身體出錯的現象，必須加以壓制、阻止或控制；因此，他們會採用強烈的治療方法，以達到這個目的。他們將各種疾病加以分類，然後將看起來情況相似的病人歸入同一類。

　　不同於正統醫學的觀點，順勢醫師對於「症狀」的看法，傾向於相信這些「症狀」不只是身體所出現的問題，更重要的意義是，「症狀」是身體內部正在盡全力，對抗感染或壓力，而這正是生物恢復健康最有效的武器。對人體內在智慧尊重的精神，進而轉化成為順勢療法的重要原則，針對每個病患「症狀」選擇藥物，並且給予非常小劑量時，就可以加強身體內部的防衛機轉，

加速疾病的痊癒。相反地，如果使用大劑量的話，就會引起或加重這類「症狀」。根據順勢醫學的理論，「症狀」是身體內在智慧，產生對抗疾病的防衛作戰，順勢醫師用藥物來模擬人體的智慧，就顯得很有意義。對順勢療法的觀點而言，藥物不是針對病患的疾病而用，而是用來強化每個病患產生的各種「症狀」，包括生理和心理所有症狀所組成的「症候群」。

順勢療法開給病患超微劑量藥物的做法，也是遭到厭惡及誹謗的另一個原因。十九世紀工業革命初期，普遍存在一種迷失，人們強烈認為只有使用劑量大藥效強的藥物，才是所謂「進步」的象徵。順勢療法的懷疑論者堅稱，順勢療法的藥物是「懦弱的」，除了心理慰藉之外，是不具有任何效果的，也就是所的「安慰劑（Placebo）」。自古至今，大多數的正統醫師仍然不願意相信，順勢藥物會具有任何效果，更不可能會產生治療效果。

工業革命時期中，「生產線」（assembly line）的觀念蔚為風潮，受到高度的重視。正統醫學用同樣的藥物，治療同樣疾病的做法，正與這股「生產線」的精神不謀而和，相互輝映。正統醫師用「相同的藥物」，來治療患「相同疾病」所有病人的作法，某種程度來說，就有如「生產線」一樣，可以發揮大量產能的驚人業績。即使同一疾病的病人，呈現非常不一樣的「症狀」，或者是由不同的致病因子引起的，正統醫學的治療，也無法根據這些不同以及個人體質的差異，給予個別化的治療。即使如此，當時在那個時代，正統醫學仍然帶給人們進步的感覺，人們也相信，它會給人們帶來一些治療的效果。

十九世紀歐洲順勢醫師遭受的攻擊

經濟因素影響順勢醫學發展的戲碼，也在歐洲上演了。有一位法國醫學院的學生，只因為表達對順勢醫學有興趣，就被醫學院給開除了學籍。一位備受尊崇的法國傳統醫師特希爾（J. P. Tessier），在聖瑪莉醫院（Hospital Ste. Marguerite），評估順勢療法治療肺炎患者的效果。選擇肺炎作為研究對象理由，是因為肺炎是一個極為常見、為人熟知、具有明確診斷標準及預後的疾病。為了減少可能產生的偏見，他特別安排兩個傳統醫師負責治療效果的評估。根據那個時代治療肺炎的研究結果，他預估肺炎的死亡率約為33%。然而，特希爾醫師的研究中發現，接受順勢療法治療的患者，他們的死亡率只有7.5%（Dean, 2004, 118—120）。

當他向巴黎學院（Paris Academy）發佈這項研究成果時，由於研究結果顯示，順勢療法在治療肺炎的結果，明顯優於傳統醫學，竟然引起當時醫界的一陣譁然及錯愕。沒有任何一家傳統醫學期，願意刊登他的研究成果。情非得已之下，只好將這篇文章，送到一家順勢醫學期刊發表。他就因為這項「罪名」，如同前述學生的下場一樣，遭到法國醫學會的掃地出門。

當年順勢醫學在英國的遭遇，也好不到哪裡去。英國國家健康事務理事會（General Board of Health），這是一個受政府委託的醫學組織。曾在1831年擔任國會眾議員的本傑明·霍爾（Sir Benjamin Hall），1854年時就任理事長乙職，上任後隨即在理事會之下，成立了國家臨床醫師醫學委員會（General Medical Council of clinicians）。當時正值霍亂嚴重大流行，於是委員

會就展開大規模的霍亂流行病學調查研究。根據委員會的報告顯示，在倫敦所有大小醫院中，無論是住院或門診的霍亂患者中，死亡率高達51.9%；報告同時指出，當時所有用來治療霍亂的各種方法，都注定是無效的。

座落在倫敦市中心黃金廣場（Golden Square）的倫敦順勢醫院（London Homeopathic Hospital），1849年剛成立一個慈善基金會，並在1850年正式開始營運。在1854年霍亂大流行期間，這家三十張病床的順勢醫院，就全部奉獻出來，專門治療該地區罹患霍亂的「赤貧人士」。和倫敦地區其它醫院一樣，順勢醫院將該院霍亂治療的結果，作成紀錄呈報給委員會。事後發現，順勢醫院所呈報的統計數據，並沒有被列入委員會的正式報告之中。在順勢醫院接受治療的霍亂患者，根據統計，其死亡率為16.4%。

當霍爾出面要求委員會解釋，為何會漏掉順勢醫院的數據，而犯了如此嚴重的疏忽時，委員會的回覆竟然是：

如果將順勢醫院回報的統計數據，納入委員會的報告之中的話，根據過去實證治療方法的治療經驗來看，順勢醫院如此「亮麗」的「治癒率」，將會受到拖累而彰顯不出它們的價值及功效；另一方面，他們所收集資料的方法，如果是不可靠的，那麼對於那些堅守「實證醫學」原則的醫師們而言，就會造成不公不義的制裁。順勢醫學本質上缺乏「實證醫學」的精神，順勢醫師們也同樣對抗「真理的維護」，進而阻礙了科學的進步。（Nichols，1988，145-146）。

換句話說，如果將順勢醫院的統計數據列入報告之中，就委員會在回覆霍爾的陳述中，可以看出來，他們擔心的是，將會

讓人覺得在霍亂的治療上，順勢療法的效果遠遠優於傳統主流醫學。

　　順勢醫院送給委員會的統計數據，真實性如何，當然會受到懷疑論者的質疑。在這裡我們要特別注意到的一點，負責倫敦地區的督導委員，拒絕親自去訪視這家順勢醫院，實地了解資料的真實性。在這種情況之下，另外一位督導委員，心不甘情不願地，接下這項實地實地訪查的任務，前往這家順勢醫院去了解事實的真相。這位督導委員在實地調查之後，在1855年2月22日寫給順勢醫院的信中是這麼說的：

　　您們應該很清楚，前往你們醫院實地調查之前，我反對順勢醫學的立場，是非常明確與堅定的。就你們的陣營或你們內心深處而言，我是敵人而不是朋友。因此，你們也一定相信，必然有足夠令人信服的理由，才會讓我只經過一天的訪查，就很快做出有利於你們的結論；之後，我更說服了一位朋友，匯款贊助你們的慈善基金會。（Dean，2004，127）。

　　1858年時，正統醫師們想盡辦法，對各界進行強烈的遊說，企圖透過立法，將順勢療法打入非法執業。這項法案最後並沒有通過。我相信，近年來在霍亂肆虐中，順勢療法展現卓越療效的證據，是這項不友善的法案不被通過的原因之一。在這樣的氛圍之下，英國醫學會（British Medical Association）還是通過了內部規章，禁止會員在診治病患時，使用順勢療法；即使只是向順勢醫師諮詢，也在禁止之列。有些英國醫學院的老師，甚至要求學生簽屬切結書，保證有生之年，決不會成為順勢醫師；拒絕簽屬切結書的學生，還真的被老師給活生生地當掉。（Baumann，1857）。

在英國的順勢醫師，努力不懈地尋求對照性的研究機會，希望能比較順勢療法與正統療法之間，治療各種疾病時效果的異同，但總是到處碰壁。在英國繼續尋求比較性的試驗，但總是被拒絕。1860年代時，有一位摩根‧沃恩少校（Major Vaughan Morgan）提供5000英磅（相當於今日的一百萬英磅或兩百萬美金！）的經費，希望能找一家倫敦的正統醫院內，開設一間順勢療法的專屬病房，但是他的計畫被倫敦每一家醫院加以拒絕。醫院無視於龐大的經費，斷然拒絕的理由，這些醫院真的恐懼，無論以任何種方法，只要和順勢療法或順勢醫師有所牽連，醫院裡的正統醫師都會掛冠而去，而且永遠不會轉介病患給這些醫院

如果上述行動還不足以逼使順勢醫學和順勢醫師就範，正統醫師就會還會採取更過分的行動，進行更無情的攻擊。只要是順勢醫師所照顧的患者，有任何一個死亡的話，他們就會設法對順勢醫師提起「過失殺人」的法律訴訟。每個醫師在行醫的歷程中，都難免會有患者死亡，但正統醫師卻傾全力，要讓順勢醫師難堪或完全無法執行順行療法。相較之下，[註10]雖然正統醫師的患者，發生死亡的案例更多，卻從未看到順勢醫師採用同樣的手段，對正統醫師進行如此惡劣的攻擊。

在其它時候，只要順勢醫師沒有幫病患「放血」或給予強效且危險的瀉藥或緩瀉劑，他們就會採取法律行動，控訴順勢醫師「醫療失當」。說起來非常諷刺，使用如此無效又危險療法的正統醫師，竟然膽敢採取法律行動，攻擊治療方法不同於他們的順勢醫師。以如此無效又危險的行醫方式執業的醫師們，卻訴求法律途徑來對抗這些採取不同的行醫方式者，但是這樣的攻擊在

十九世紀卻是家常便飯，儘管法院一貫支持使用順勢療法的醫師之權利。

在1829年時，德國順勢醫學的領導人之一，卡爾‧崔克博士（Dr. Karl Friedrich Trinks）出生於1800年出生，死於1868年。即使身為順勢醫學的領導人物，也淪為法律的受害者。歷史告訴我們，在那個時代，就算是最受尊敬的順勢醫師，也無法倖免於來自正統醫學界的攻擊。（Jütte，1998，79）。

十九世紀亞洲順勢醫師遭受的攻擊

討論到亞洲順勢醫師在十九世紀時，所遭受到攻擊這個議題，有著特別的意義。這意味著，這類經驗不只是發生在西方世界，而是當時普遍存在的逆境。

馬漢德拉‧沙卡醫師（Mahendra Lal Sarkar, MD），生於西元1833年，卒於1904年（1833－1904），是當時印度有經驗的順勢醫師代表人物。沙卡醫師是受正統醫學訓練的醫師和科學家，他生活的年代正值霍亂盛行，造成數百萬人死亡，他的母親在年僅32歲時，因感染霍亂而英年早逝。正統療法在治療霍亂方面，幾乎是束手無策；許多人甚至認為，正統醫療造成的傷害或死亡，遠超過它所帶來的好處。在1980年代中期，由倫敦傳道會（London Missionary Society）和一些歐洲移民，開始將順勢療法引進給印度民眾。在，印度首都孟買（Bombay，**Mumbai**）軍方總醫院的醫師們，率先利用順勢藥物來治療霍亂的病人。

在這樣的時代背景之下，沙卡醫師開始做了一些順勢藥物的研究，而且獲得相當不錯的成效。他下決心將這些成果，於1867年英國醫學會孟加拉分會中，發表一篇《在醫學上假設的不確定，疾病與藥物之間不確定的關係》的演講。這次演講的後果，他被逐出這個他一手創立的學會。一夕之間，他成了所謂的「江湖術士」。正統醫學的專業雜誌，《印度醫學公報》就發表對他誹謗性指控的文章；沙卡醫師回應這些指控的所有抗議信，全部都石沉大海，沒有一篇被發表。

西元1868年，沙卡醫師決心正面迎戰當時的主流正統醫學。他創辦了《加爾各達醫學雜誌-天主教七大原則》，刻意避開使用順勢醫學雜誌這個名稱，其實在所謂天主教七大原則中，處處都有順勢醫學的理想，例如其中有，位大眾謀福利、追求和平造福窮人、為人類謀福祉的。在他的第一篇社論，標題為「我們的信念」中說道，「治療方法是多元性的。」（Singh，2005）他也創立了「印度科學教育養成學會」（the Indian Association for the Cultivation of Science），這是印度第一個成立的國家級科學學會。這個學會到今天仍然非常的積極活躍。哈尼曼醫師和許多歐洲順勢醫師，在他們的時代，對於正統主流醫學都是採取非常嚴厲批判的態度；相較之下，沙卡醫師就表現得圓滑得多了。他主張，沒有任何一種方法可以治癒每一個人。儘管他採用圓滑的態度，他仍然遭到印度正統醫師的漠視與無情攻擊。

今日的歷史學家承認，在十九世紀時，順勢療法是治療霍亂的有效方法之一。（Bradford，1900）有興趣的讀者，想進一步了解順醫學在治療霍亂的證據和故事，請參考第十三章《傳教士和精神領袖》。雖然順勢醫學和順勢醫師在印度的發展，遭到如

此多的阻礙，順勢醫學這個體系，今日在印度依然蓬勃發展，那裏有超過100所以上的順勢醫學院和100,000名以上的順勢醫師。

奧利弗・溫德・霍姆斯醫師對順勢醫學的攻訐

十九世紀反順勢醫學最著名的書，是由美國奧利弗・溫德・霍姆斯醫師（Oliver Wendell Holmes, Sr.）所寫的，書名《順勢醫學和它密切的妄想》。霍姆斯醫師出生於1809年，卒於1894年，這本著作完成於在他醫學院畢業之後六年。在霍姆斯進入醫學院就讀之前，在1830年他就寫了一首非常著名的詩《古老戰艦》，歌頌美國戰艦憲法號；另外，他在1832年及1833年，寫了名為《早餐桌上的獨裁者》專欄，發表在《大西洋月刊》上。這些作品讓牠贏得世界知名度，成為美國當代的領導作家及學者。

僅管霍姆斯已經是一位哈佛醫學院的教授，又儘管他已經成為受尊敬的詩人和作家，實際上，在他寫這本攻擊順勢醫學的書之前，他在臨床醫療的經驗是非常少的。他這本攻擊順勢醫學的書，獲得廣泛的重視，被認為是對順勢醫學最強烈的批判。不過實際上，這本書對霍姆斯本人和其他反對順勢醫學者而言，應該是十分難堪的事，因為這本書的內容，充斥著明顯的錯誤。而這些明顯錯誤，仍然被一些作家引用，彷彿這本書的內容是真實的一般。

首先令人驚訝的是，在書中霍姆斯醫師提到，在那時代美國醫學思想及實務的代表人物，本哲明・盧思醫師（Benjamin Rush, MD, 1745—1813），他是美國獨立宣言的簽署人之一，

也是美洲軍醫指揮官。盧思醫師是「激進醫學」的領導支持者，所謂「激進醫學」，就是主張頻繁地用侵入性的方法，包括放血、水銀灌腸、腐蝕性物質催吐、以及引起皮膚起水泡等，作為治療病人的手段。

　　盧思醫師主張，每個患者的治療都必須包括放血，他甚至認為，不為病人放血的醫生，就只不過是一個騙人的「江湖術士」。他甚至曾經吹噓過，他放血的量，足以把一艘裝載74位武裝人員的戰艦給浮起來。

　　盧思也是一位強制性精神治療的支持者，這也是為何他的肖像會出現在美國精神科醫學會的會徽中。盧思最喜歡用來治療精神患者的方法，就是將病患綁在木板上，然後快速地轉動木板，以致血液會衝到頭部。他把自己的兒子放在他的精神療養院，長達二十年之久，一直到他死亡。他也是一個頑固的種族歧視者，他認為「黑色」本身就是一種遺傳性的疾病，他稱之為「黑人病」（Negroidism）。

　　除了對盧思醫師的「激進醫學」大加稱頌之外，霍姆斯醫師更無禮地將順勢醫學視為野蠻的行為，只因為順勢療法使用各種毒蛇血清作為治療之用。（Holmes，1891，x）他的聲明顯得非常奇怪，如果讀者們想到霍姆斯醫師1860年文章中最有名的話「我堅信，如果我們把人類現在所用的所有藥物都丟到海底，那麼對人類是最好的，而對所有海中的魚而言，則是在糟糕不過了。」（Holmes，1891）

　　霍姆斯醫師主要攻擊的焦點，在於順勢醫學使用超微劑量這部分。霍姆斯醫師似乎從未用心讀過順勢療法的書，或他也從來不曾和順勢醫師對話過，因為他犯了一個計算上典型的錯誤。

順勢藥劑師在製造藥物時，是將原有藥物一份加在九份或九十九份的水中，也就是1：10或1：100的稀釋。接下來，將這稀釋液用力搖動40次，接下來再重複稀釋及搖動的過程。最後，做成30X或30C的順勢藥物。羅馬數字的X代表10，C代表100，X或C就是代表10或100倍的稀釋。所需要的用水總量，相當於30支試管的水，大約少於一加侖的水。

然而，霍姆斯醫師在計算上把自己弄糊塗了，他錯誤假設順勢藥物製造者，必須用原先稀釋液的10倍、100倍或更多的水。霍姆斯醫師自行估計，在第九次稀釋的時候，就必須用上百億加侖的水，第十七次稀釋的時候，所用的水將多達雅德利亞海（Adriatic seas）海水總量的10,000倍。說實在的，霍姆斯醫師只要走進順勢藥局一趟或和順勢醫師做一次簡短的對話，他就可以輕易地避免了這個嚴重的錯誤。很遺憾地，也很奇怪地，霍姆斯醫師和當代的正統醫師，自己感到最驕傲的，就是從來不曾和順勢醫師交談過。還有更奇怪的是，霍姆斯醫師安排在一些書本上，重印他在1842年到1891年之間的文章，罔顧這許多的錯誤，他卻隻字不改。

霍姆斯醫師在書中解釋，順勢醫學的成長，主要是因為正統醫師傾向給予患者過多的藥物，即使霍姆斯事後寫到「大眾自己堅持讓自己中毒。」（Holmes，1891，186）

霍姆斯醫師也企圖引用「科學研究」的證據，來證明順勢藥物是沒有效果的。為了達到這個目的，霍姆斯醫師引用了1842年法國加布里·埃爾醫師（Gabriel Andral），巴黎醫學院教授的研究文獻。霍姆斯將埃爾醫師描述成，「最善良、、最友善的男人。」霍姆斯引用埃爾在130–140人所做的研究結果，並且引述

埃爾的話「沒有任何一個人有最輕微的效果。」

　　雖然霍姆斯醫師等人，堅持埃爾的研究是推翻順勢療法效果，最強有力的證據；我們必須知道，埃爾在他的晚年自己承認，在他的研究中犯了嚴重的錯誤。雖然埃爾聲明，他有參考哈尼曼的著作《本草帕拉》做為他研究的指引，但他沒有提到，在那個時候這本書是用德文書寫的，而他完全不懂德文。另外一本哈尼曼的著作，在埃爾進行研究的時候，已經有法文版本，但是在埃爾的研究中，完全沒有用到書中所提的22種順勢藥物。埃爾這個研究的助理承認，埃爾根本不懂得如何選擇順勢藥物，助理可以「諒解」這是無可避免的。

　　埃爾對於順勢醫學的無知，只要回顧他使用的處方和劑量的作法，可以得到進一步的證據。他從未根據患者症狀組成的特殊症候群，給予特殊的順勢藥物。反之，他選擇自己特殊的選擇方式，選定單一症狀，然後據以選擇藥物。

　　例如，他同樣開了山金車（Arnica）給痛經的婦女和結核病的男性，據猜測並沒有根據任何順勢醫學的教科書。進而了解，75%的病患都給予同樣劑量的同一種藥物，而沒有進一步追蹤調整療法（Irvine, 1844）。如果病患在使用這單一劑量的藥物，病情未獲得改善，她就認為順勢療法是無效的，然後就將患者轉介到正統療法。

　　埃爾日後曾聲明，他從來不曾授權任何人，發表有關順勢療法的報告；繼而在1852年，他改變了對順勢醫學的觀點，而且主張每一位醫生都應該密切地關注順勢療法。罔顧這些事實，霍姆斯醫師在他有關順勢療法的著作中，從來不曾修正過任何一個字。

如果霍姆斯醫師的著作，被認為是十九世紀對順勢療法最嚴厲批判的著作，當你想到這個說法的同時，你應該也有權認為，在那個時代裡，被認為最嚴厲、最嚴謹的批判，也是既不合理也不正確。

　　1861年霍姆斯醫師最後坦白承認，順勢醫學「已經教導我們有關自然療癒力量的課程，這是我們所需要的；我們許多人，也都表達了是當的認知。」（Holmes，1891，x，xiii—xiv）然而，他仍然從未指示他的發行人，在他過去所發表的著作上，做任何一個字的更正。

順勢療法在近代所受的攻擊

　　十九世紀時順勢療法和順勢醫師遭受到的反對與打擊，其中的涵義及對日後的影響，現代人可能很難完全體會。大部分的人寧可相信，這些事件不會再重演了，我們也是如此期盼的。但事與願違，外界對於順勢醫學與順勢醫師的反對，時到今日，還是如此地狡猾與殘酷無情。這些話聽起來有點殘酷，我們以下所描述的故事，只不過是當今對順勢醫學與順勢醫師的攻擊事件中之冰山一角。

　　2005年時，世界衛生組織（WHO）正在撰寫一份有關順勢醫學的報告。這份報告尚未完全定稿的時候，有一位順勢醫學的懷疑論者，要求先行審閱這份報告的草稿。看完之後，他對於報告內容給予順勢醫學太多正面的肯定，而感到非常地不痛快，而且不斷地抱怨。於是他把尚未定稿的報告內容，洩漏給其

他的懷疑論者，以及被各界高度肯定的醫學期刊《針刺》（The Lancet）。針對世界衛生組織這份可能給予順勢醫學正面評價的報告，《針刺》發表了一篇文章來攻擊這份還在撰寫的報告草稿（McCarty, 2005）。更令人意想不到的是，《針刺》倉促之間發表了一篇順勢療法和正統療法的比較性研究（Shang, et al., 2005）。

採用比較性研究設計，在順勢醫學和正統醫學之間，比較臨床的實用療效，當然是很好的構想；可是在研究中，要能保持公平客觀的原則，似乎比預期的要更具挑戰性。這個研究計畫的主持人，瑞士籍馬提斯‧艾格斯醫師（Dr. Matthias Egger）對抗順勢療學的言行上，早已是聲名狼藉，眾所皆知。在完成這個比較性研究之前，他就告知《針刺》的編輯，這篇研究論文完成之後，會送到《針洛刺》發表，而且他滿心期待，研究結果將顯示順勢藥物是不具有療效的[註11]。

艾格斯醫師和他的團隊，搜尋到105篇採用「安慰劑−控制組」研究設計的110試驗，探討順勢醫學藥物臨床效果的文獻。接下來，他們選擇了110篇「配對」的「安慰劑−控制組」正統醫學療效的110各試驗的研究報告。在研究設計上，所謂「配對」是有很嚴謹的定義，也就是治療對象必須是，同一種疾病，來自同一族群，而且接受治療期間的長短也要一樣。這些條件都必須在論文的研究方法中，清楚地寫出來。艾格斯醫師的團隊，從來不曾解釋，他們所謂「配對」的定義，作為排除或採用文獻的根據。不言而喻，要找到符合前面所說符合「配對」條件的研究，比想像中困難得多。我們當然可以很容易地質疑，研究團隊是否真的發現到符合配對的研究報告，姑且讓研究團隊享有「無罪推

論」的方便，暫時假設他們眞的成功地完成「配對」的步驟。

　　研究人員進而評估每個試驗的品質，以及每個試驗是如何進行的。經篩選之後，二十一個順勢醫學的試驗被列爲高品質，而正統醫學的試驗中，只有九個是屬於高品質[註12]。然後，未經說明任何理由，只有屬於高品質的試驗，而且個案數大的試驗，才會被列入評估效果的對象。最後，八個順勢療法及六個正統醫學的試驗，符合前述標準，作爲分析的對象。八個順勢療法的試驗之中，只有兩個試驗是根據病患情況給予不同的治療，而其它試驗則是給每一位病人同樣的藥物。這樣的做法，對研究人員來說，是比較簡便的；但對於順勢醫學研究而言，這樣做並不是一個好的方法。

　　請大家回頭想想，在研究設計中，「配對」的條件是多麼嚴謹，而這八個順勢試驗及六個正統醫學試驗之間，完全不符「配對」的標準。研究人員爲何能夠宣稱他們之間是可以「相互比較」的。這還眞需要有豐富的想像力、創造力呢！更有甚者，研究人員從不曾提供，二十一個高品質順勢療法試驗與九個正統療法試驗結果的比較分析。

　　有趣的故事，還在後頭。本篇研究中，有八個順勢療法試驗，是在探討順勢療法對於急性呼吸道感冒的治療效果。研究人員承認，這些試驗中證實，對於急性上呼吸道感染，順勢療法確實具有「實質上的正面效果」，而這樣的效果是「強大堅固」的。然而，沒有進一步的證據或理由之下，研究人員竟然改口聲稱，這些試驗結果無法被信任，而且這八個試驗的資料，也不夠供作充分的分析。然而，當同一批研究然員，以另外八個順勢療法的試驗和這六個正統醫學試驗比較評估時，他們卻能作出明確

的結論說「無法證實順勢療法優於正統療法。」

　　艾格斯團隊2005年發表在《針刺》的這篇研究，前面討論了研究方法上的引人關切的重大缺失，由於引用錯誤的資料，當然會得出錯誤的結論，這實在是所謂「比較性研究」最典型的「垃圾進，垃圾出」（Garbage in, Garbage out）錯誤。有關艾格斯醫師團隊在這個研究中無論是故意或疏忽，所造成的錯誤，我們還可以舉出幾個例子，和讀者們分享。例如，研究團隊一直不願意公開選用了那些研究文獻，隱瞞了好幾個月之後才公開。甚至不透露那些研究被選上，而是直到幾個月後才說出。最後公布時，更令人震驚不以。他們竟然選了一篇試驗單一順勢藥物，治療肥胖症效果的研究，這真的是十足荒謬的作法。我們都知道，順勢醫師一向主張，每有任何單一的順勢藥物，可以作為減輕體重之用。另一個被選上的研究，則是評估順勢療法配方，治療流行性感冒的效果。在當時發表的文獻當中，至少已經有三個大型研究，確認順勢藥物治療流行性感冒的效果；但在艾格斯團隊的這份研究報告中，這三個大型研究，卻只有一篇報告被引用。被選上的這份研究報告，只是一份探索性的初步研究，目的在探討順勢藥物對流行性感冒，是否具有預防的效果；而不是順勢醫師預期會有正面效果的研究。）

　　馬克吐溫（Mark Twain）曾說過，「慌言、該死的慌言和統計數據。」閱讀和解讀「科學的」研究報告時，必須要非常小心；因為很容易就會受騙上當。順勢療法的發展壯大，在哲學、科學及經濟等各個重要層面上，對正統醫學造成多麼巨大的威脅與挑戰。面對這樣的威脅，「醫療企業集團」利益的捍衛者，竭盡所能貶抑順勢醫學，甚至操弄統計數據來否定順勢療法的效果

等伎倆，也就甚麼好感到驚奇了。

順勢醫師遭受攻擊的例子，在歷史上多到罄竹難書。喬治‧蓋斯醫師（Dr. George Guess）的心路歷程，是另一個受害者的典型故事。1973年蓋斯醫師畢業於維吉尼亞醫學院，並於1976年在南伊利諾州大學完成家庭醫學科住院醫師訓練。蓋斯醫師服務於國家順勢醫學中心理事會，並擔任順勢醫學教育委員會的召集人，委員會的主要任務之一，是負責順勢醫學教育課程的審核工作。

1985年蓋斯醫師在北加州執業，從事順勢醫療工作時，州醫事委員會認定，蓋斯醫師不符合執行醫療業務的普遍認可的標準，因此命令他不得繼續執行醫療業務。沒有任何一個客人或病患，曾向醫事委員員投訴蓋斯醫師；即使連委員會自己也承認，他是一位優秀的、安全可信任的醫師，委員會還是認定，蓋斯醫師未能遵守執業的普遍標準。

蓋斯醫師於是針對委員會的決議，向州立高等法院提起上訴。高等法院認定，委員會禁止蓋斯醫師執業的決議是專制獨斷，捉摸不定，而且缺乏事實的根據。醫事委員不服高等法院的裁定，於是向北加州訴願委員會提起訴願，訴願委員會還是傾向蓋斯醫師這一方。醫事委員會仍然不死心，繼續向州立最高法院提起上訴。最高法院的判決，認為醫事委員會擁有絕對的權力，足以打壓任何它認定不符合公認的治療；以及任何非正統醫學的治療方法，不具有適當的安全性和效果。

最高法院的判決，引起北加州民眾群情激憤；在判決之後過了沒幾年，議會就立法通過一項相關法案，准許任何醫師執行非正統的治療方法，只要這些療法基本上是安全的。相當遺憾的，

這項法案通過的時候，蓋斯醫師已經搬到維吉尼亞州，在那裏開設一家欣欣向榮的順勢醫療診所。從那時候開始，在美國至少有五個州，陸續制定「醫療自由選擇法案」，准許醫師或非醫師執行各種自然或另類的療法。

科學與醫學的演進

「科學」和「醫學」這兩個名詞，在語意上都有「持續改變」和「不斷演進」的意義。 然而，任何時代的醫師和科學家們，無論醫學界或科學界有再大的變化，他們似乎都有一種與生俱來的抗拒傾向。抗拒表面上對於醫學和科學上正在發生的改變，都有著一股天生的抗拒。

對許多不同的現象，尤其是那些看似特殊或不可預知的現象，抱持健康的合理懷疑，當然是合宜的；但醫師和科學家們卻往往思想過於保守，經常抱持懷疑態度，以致孕育出不科學的思維與行動。

英國威廉·哈維醫師（William Harvey），西元1578年出生，死於西元1657年。他向全世界發表心臟在血液循環全身的角色，在這項偉大發現公布將近五十年後，巴黎皇家醫學會（Paris Royal Society of Medicine）還認為這樣的說法是不可能的。而即使哈維醫師的想法，已經被當時的醫學界和科學界所接受，哈維這些想法，對當時甚或之後長達200年的漫長歲月中，對於醫學所產生的影響仍然非常有限。

本傑明·富蘭克林（Benjamin Franklin）當年發表「閃電」

和其它「電現象」性質相似時，英國皇家醫學會（The Royal College of Physicians of Great Britain）絲毫不以為然，對這項重大的發現，報以陣陣的嘲笑譏諷。法國科學院（French Academy of Science）的院士們，親眼目擊湯瑪斯‧愛迪生展示他新發明留聲機時，一位知名的醫學教授簡直當場跳了起來，並且宣稱：「我們已經確認過，而且發現這是一場騙局，就像腹語表演者的惡作劇而已；因為從捲筒發出人類的聲音，這是絕對不可能的。」

這種抗拒改變的習性，不只是存在於醫學界和科學界，事實上在人類所努力的每一個領域，都可以觀察到這種習性。宗教改革中最堅定的反對者，往往是主教和神職人員。甚至當耶穌還在世時，他所提出關於上帝、生命和愛的想法，也沒有被世人熱切地接受。我們大家都知道，事實上，耶穌就是為了它的理念和行動而殉道。

深受世人尊重的德國天文學家約翰‧開普勒（Johannes Kepler），出生於西元1571年，死於西元1630年，生命中最後的二十年，長期住在奧地利。讓我們一起來分享開普勒生平事蹟中，一則深具啟發性的小故事。在奧地利居留的期間，由於他是一名新教徒，受到宗教迫害，於是他和他的親友，只好離開奧地利遠走他鄉。當奧地利國王聽到他離開家鄉的消息時，就派了騎士要去把他追回。Kepler說，「如果要我回去，我的親友也必須和我一起回去！」當他被問到，為何他能夠漫長地耐心等待他的理論被接受時，他回答說，「上帝為了讓人們了解他所創造的和諧，已經等待了很久！我怎麼可以失去耐心呢？」

科學界和醫學界抗拒「改變」的態度，已經是很長很長的

歷史了。健康的科學態度，包括「客觀」、「客觀」、以及「謙卑」等要素。在這場「順勢醫學」與「正統醫學」的長期論戰中，卻充斥著「謾罵中傷」、「逃避現實」、以及「蔑視真相」等一點都不科學的混戰。我深深地相信，「科學精神與態度」終將取代過去的非理性戰爭。

亞伯拉罕‧林肯（Abraham Lincoln）曾經說道：「我是堅定的人民信任者，只要讓人民知道真相，人們就可以信賴——，重點是，告訴他們真相。」讓人們無法得知順勢醫學真相的手法，就是切斷人們獲得順勢醫學真相管道，以及從人們得到他們對順勢醫學的認識。另外一種阻止人們獲知真相的手段，禁止正統醫師向順勢醫師或他們的病人諮詢。最後還有一種切斷人民，藉著玩弄統計方法，讓順勢醫學顯得似乎不具有療效。

然而，誠如十九世紀出生（1866–1946）的英國科幻作家赫伯‧威爾斯（Herbert George Wells）[1] 的名言「國王和帝國都將會死亡與崩解；而偉大思想一旦萌芽，將永垂不朽與世長存。」

我的「我有一個夢想」演說
——My "I Have a Dream" Speech

我有一個夢想，世界將覺醒，認識順勢藥物奈米劑量的實用價值與給予深度的重視。

我有一個夢想，順勢醫學的同類原則，長期運用在疫苗和過敏的治療，在加強免疫力的力量，將受到應有的重視。

我有一個夢想，

　　我有一個夢想，希波克拉底的智慧「首要在於無傷害」，將會在包括順勢藥物的基層醫療中實現。

　　我有一個夢想，每個領域的科學家，將會很快地探索奈米現象的潛能，不只是在醫學上的應用，也包括不同的技術上，這將有助於創造更健康的永恆地球。

　　我有一個夢想，甚至連順勢醫學最大的批判者，都將會為了持續反對的歷史而道歉，這樣的反對根本連開啟都不應該發生。

　　我有一個夢想，順勢醫學成功治癒傳染病流行的歷史，將有助於減少抗生素的使用，讓受感染的病人多一項安全的治療工具。

　　我有一個夢想，所有人都能了解，疾病只是症候群的一部分，能夠而且必須在這複雜的過程中被了解。

　　我有一個夢想，所有人都能了解，問題的癥結來自於正統醫學的藥物抑制了症狀，因而破壞了身體的防禦努力，最後將疾病推往身體的最深處。

　　我有一個夢想，所有人將正視，大多數疾病過程多重因素的本質；因此，人們將不再被過度簡化的單一致病因子理論所愚弄。

　　我有一個夢想，所有人將真正尊重「身體自癒」的智慧，身體自癒是身體和智力的結合體。（人類心理學和靈性的新時代運動教條中，在1960年代起，研究者已經開始探討的主題，為了超越身體和智力二元論，朝向統一和相關的身體智力觀念。「身體智力」一詞，是和古老觀念中的「精神身體」與「身體精神」相互關聯的。）

讓健康和自由的鐘聲響片診所和醫院

讓健康和自由的鐘聲從藥局到食品店響起。

讓健康和自由的鐘聲從醫師、從病人、以及從保險公司響起。

讓健康和自由的鐘聲從藥物公司、藥物管理者、以及健康政策專家響起。

讓健康和自由的鐘聲從媒體和網路響起。

今天我有一個夢想，還有誰跟我有一樣的夢想？

◆本章參考文獻

1. Baumann, J. *The Old and New Therapy with/of Medicine According to the Writings of Others and According to Personal Experience for the Thinking Public*. Remmingen: Oscar Belsenfelder. 1857.

2. Bradford, T. L. *The Logic of Figures or Comparative Results of Homoeopathic and Other Treatments*. Philadelphia: Boericke and Tafel, 1900.

3. Coulter, H. L. *Divided Legacy*: *The Conflict Between Homoeopathy and the American Medical Association*. Volume III. Berkeley: North Atlantic Books, 1973.

4. Dean, M. E., *The Trials of Homeopathy*. Essen, Germany: KVC, 2004. （This book is a truly excellent book on the history of scientific studies testing homeopathic medicines. Readers will be impressed to learn that some of the earliest double-blind and placebo-controlled trials were in the testing of homeopathic medicines.）

5. EHM News Bureau. Condemnation for *The Lancet's* Stance on Homeopathy. Express Pharma Pulse, October 6, 2005.

6. Holmes, O. W. Medical Essays （1842-1882）. Boston: Houghton, Mifflin and Company, 1891.

7. Homeopathic Pharmacies in Germany, *Homeopathic Recorder*, 1899, 14:24-29.

8. Irvine, F. W. M. Andral's Homoeopathic Experiments at La Pitie, *British Journal of Homoeopathy*, 1844.

9. Jütte, R. *The Paradox of Professionalism, in Culture, Knowledge, and Healing: Historical Perspectives of Homeopathic Medicine in Europe and North America*, eds. R. Jütte, G. B. Risse, and J. Woodward. Sheffield: EAHMHP, 1998.

10. Kaufman, M. *Homeopathy in America: The Rise and Fall of a Medical Heresy.* Baltimore, Johns Hopkins, 1971.

11. King, L. S. The AMA Gets a New Code of Ethics, JAMA, March 11, 1983, 249（10）:1338–1342.

12. Lüdtke R, Rutten ALB. The conclusions on the effectiveness of homeopathy highly depend on the set of analyzed trials. J Clin Epidemiol 2008. doi:10.1016/j.jclinepi.2008.06.015

13. McCarty, M. Critics Slam Draft of WHO Report on Homoeopathy, *The Lancet*, August 27, 2005, 366:705–706.

14. Nichols, P. A. *Homoeopathy and the Medical Profession.* London: Croom Helm, 1988.

15. Rothstein, W. *Physicians in the Nineteenth Century.* Baltimore: Johns Hopkins University Press, 1972.

16. Rutten ALB, Stolper CF. The 2005 meta–analysis of homeopathy: the importance of post–publication data. Homeopathy 2008. doi:10.1016/j.homp.2008.09.008.

17. Shang, A. Huwiler–Muntener, K., Nartey, L., et al. Are the Clinical Effects of Homoeopathy Placebo Effects? Comparative Study of Placebo–Controlled Trials of Homoeopathy and Allopathy, *The Lancet*, 2005, 366:726–732.

18. Singh, D. K. Choleraic Times and Mahendra Lal Sarkar: The

Quest of Homoeopathy as "Cultivation of Science" in Nineteenth Century India, Med Ges Gesch. 2005, 24:207–242.

19. *Transactions of the American Institute of Homeopathy, Proceedings of the 35th Session*, 1882, 25.

20. Treuherz, F. The Origins of Kent's Homeopathy, *Journal of the American Institute of Homeopathy*, December 1984, 77（4）:130–149.

21. Ullman, D. *Discovering* Homeopathy. Berkeley: North Atlantic Books, 1991.

22. Walsh, J. J. *History of the Medical Society of the State of New York*. New York: Medical Society of the State of New York, 1907.

23. Warner, J. H. The 1880s Rebellion Against the AMA Code of Ethics, in *The American Medical Ethics Revolution*, eds. R. B. Baker, A. L. Caplan, L. L. Emanuel, et al. Baltimore: Johns Hopkins University Press, 1999.

第三章

文學偉人
以文采歌頌順勢療法

美國作家

許多十九世紀的美國主流文學家們，也是這個"新醫學"的擁護者，而此並不令人感到驚訝。這些文學家們包括了**梭羅、愛默生、詩人朗費羅、霍桑**[註17]、**史托、奧爾科特、亨利詹姆斯**和**威廉詹姆斯**。

在十九世紀中期的美國中，超越主義（transcendentalism）變得相當普遍，最初原本只是宗教改革的手段，但後來也成爲一種哲學和文學：

藍森：您一定要告訴我，您要吃多少。滿滿一匙嗎？
柏艾：我想這次，我要吃兩匙。因爲是順勢療法的藥。
藍森：哦！我一點也不懷疑。我想您應該不需再服用別的。
柏艾：是啊，現在已廣被認爲是眞正有效的醫療方式了。

超越主義和順勢療法的共同點是如此之多。兩者均包含了對於大自然的深厚尊崇，並認可衍生於大自然的特殊智慧。超越主義正如同其他的浪漫運動一樣，也提倡人類主要的本性乃是良善的，但順勢療法認爲疾病的症狀雖然會產生不適，但實際上卻代

表著身體本身全面性之防衛機制，並藉以達到療癒效果的正面努力，即使這個防衛機制不見得都可全然奏效。

超越主義和順勢療法，兩者也都受到一位名為**斯威登保**Swedenborg之瑞士科學家備受尊崇、發明家和神秘主義者所影響[註18]。首位和斯威登保主要的研究成果的英文翻譯師，是出生於英國住在波士頓的**維克森**Wilkinson醫師。他是在著名的順勢療法學校，即費城的哈尼曼醫學院（Hahnemann Medical College）受過訓練，他也是老哈利詹姆斯（1811—1882）非常親近的朋友。老哈利詹姆斯的兒子是哈利詹姆斯和威廉詹姆斯。老哈利詹姆斯因維克森介紹斯威登保的想法給他而讚頌他（相關於斯威登保的進一步資訊，煩請詳參第十二章，宗教高層人士和精神領袖）。

維克森和其他的順勢醫師特別對斯威登保的對應法則感興趣。對應法則包含了Hermetic的格言「如在其上，如在其下。」譯者註：或可譯成「天有象，地有物」（as above, so below）。小宇宙為大宇宙的一部分，反之亦然，以及生理的症狀和心理的症狀是相互連結的，均在幫助順勢療法和斯威登保的宗教與醫學哲學之間的串連。

愛默生Ralph Waldo Emerson（1803—1882）也是個同時欣賞順勢醫學和斯威登保的哲學人士，他並對維克森有至高的景仰。他形容維克森說話與寫作風格的特色，如同「往昔無敵騎士的械庫」。他說維克森「賦予了形而上學和生理學一種與生俱來的活力」，且維克森是位重要的「哈尼曼擁護者」。

歐洲的文學偉人

順勢療法最主要的原則稱爲同類法則law or principle of simi-lars，也就是「以同治同」treating like with like，實際上這個理解方式淵源甚爲久遠。此理解並自最早的成文歷史以來，即爲偉大的思想家與醫治者所認知和運用。在第十二章，宗教高層人士和精神領袖中，也說明了摩西如何使用順勢療法原則。甚至在希臘的德爾菲Delphi神諭中，都以說過「凡使生病的均應能療癒」That which makes sick shall heal而知名；另有一個來自希臘神話的泰勒法斯Telephus的故事，泰勒法斯是位特洛依英雄，他曾被矛所刺，後來將矛刮落，再將其敷在傷口上面而得治癒。西方醫學之父以及早期醫藥史的希波克拉底斯，也曾經說過，「透過同類，疾病因而產生，而透過同類的運用，疾病因而治癒。Through the like，disease is produced，and through the application of the like it is cured.」

甚至當莎士比亞Shakespeare在他著名的戲劇《羅密歐與茱麗葉》Romeo and Juliet（第一幕第二場）中，他寫到「以同治同」的治療方式，當班福留Benvolio給予害相思病的羅密歐安慰和建議時，說道：

行動吧，男士，有一個火苗失去熱情另一個正在燃燒；
一個痛苦會爲另一個苦惱所減輕，
旋轉暈眩並藉著反向旋轉來幫助您；
另一個苦惱將會治療原本令人絕望的悲傷。

讓汝的眼睛發生新的發炎，

原本討厭的毒藥將會死亡。

　　傑出的英國詩人米爾頓John Milton（1608—1674），在
《Samson Agonistes》（1671）的前序中，也直接提及：「憂鬱的
色調和品質乃是被用來對抗憂鬱的，苦事對抗苦事，刺激可以挪
除刺激的心情。」

　　歌德Johann Wolfgang von Goethe （1749— 1832年）被視爲
西方跨時代的最偉大文學家之一。他是位德國詩人、小說家、戲
劇作家、廷臣和自然哲學家，歌德也是和順勢療法的始祖山姆‧
哈尼曼醫師同時代的人，且兩人都是同濟會的人。當歌德收到一
個極小型金飾護身符時（1820年9月2日），他寫道：「這位法蘭
克福的珠寶商，一定聽過萊比錫的哈尼曼醫師之理論 —想必哈
尼曼醫師現在已經成爲舉世聞名的醫師……各個醫師們想必均爲
了提昇自己，而從哈尼曼醫師的理論中取其精華……現在我比以
前更加相信這位令人驚奇的醫師之理論，因我已經經歷過……並
且會繼續清楚的經歷超微劑量用藥的效果」。並且在他所寫的另
一封書信中，他鄭重表明他自己是個「哈尼曼的信徒」。

　　歌德不僅在他致朋友和同僚的信中支持順勢療法，甚至在他
最著名的戲劇《浮士德Faust》中的主角Mephistopheles，也擁護順
勢療法的信條，並且特別提及順勢療法以同治同原則：「應該讚
揚相似的事物，凡使生病的；也定將有所助益。」

　　歌德也是德國一家相當大的文學作品出版社老闆衛斯福Karl
Wesselhoeft的親近朋友，歌德並且經常在衛斯福家作客。衛斯福
的兒子威廉衛斯福William變成歌德的門徒。因爲受到歌德和與後

來成為順勢醫師的德國醫師們的通信之影響，這位較年輕的威廉衛斯福，變成一位認真的學生，之後並在美國成為醫師並教授順勢療法。

另一位相當偉大的西方文學家為**杜斯妥也夫斯基**Fyodor Dostoevsky（1821─1888）。杜斯妥也夫斯基在1850年左右，當他因為政治理念而受到監禁時，似乎開始因為癲癇而感到不適。在那個時間點之後，他身為西醫師的父親，為杜斯妥也夫斯基治療嚴重的喉嚨痛，但是他的西醫治療並未帶來益處，甚至還造成杜斯妥也夫斯基聲音永久的損傷。杜斯妥也夫斯基醫師隨後藉助於開給順勢醫療藥物給他兒子，雖然並無明顯資料可以佐證他的父親受過順勢療法訓練，而且結果也不是很清楚。但杜斯妥也夫斯基在後來，於他的古典小說《卡拉馬佐夫兄弟們The Brothers Karamazov》（1880）中寫了一段對話，該對話中有一個兄弟對另一個兄弟說：「順勢療法的劑量或許是最強大的」（第九章）。

另一位也十分偉大的俄國作家為**契訶夫**Anton Chekhov（1860─1904），他是戲劇作家和短篇作家。很少人知道契訶夫也是位醫師。我們應該感謝他不是位順勢醫師，否則因為來自於順勢療法行醫的喜樂和受益，將可能會使他放棄他在文學方面的偉大貢獻。

契訶夫在三篇故事當中均曾提及順勢療法。在《阿里阿德涅Ariadne》（1895）中，他談到一個鄰居，這位鄰居以前是位地主，也是位順勢療法的醫師，並對唯心論感興趣。契訶夫將他描述為「一位十足溫文儒雅的男士，而絕非是位瘋狂之士」。在《碧崔兒蒂The Betrothed》（1903）中，他筆述一位許配給牧師

兒子的女士。契訶夫描述這位女士的母親說：「她喜歡順勢療法和唯心論spiritualism，涉獵頗深，喜於談論她的宗教存疑。」

契訶夫的短篇故事《裝病逃避責任者The Malingerers》（1885）中的主角，是位順勢療法的醫師——這個蘇俄將軍的遺孀以順勢療法的醫師身分行醫已經十年[註19]。她的行醫生涯相當忙碌，且在貧苦的鄉下人中尤其受到歡迎。這篇故事聚焦在一位陷入貧窮的地主身上。地主為醫師所開給的三次順勢醫療藥物劑量，而特別表達對醫師的高度感謝之心。地主跪下來感謝醫師，並告訴醫師說，拜醫師的醫療藥物所賜，他八年來的風濕病已成過去。地主告訴醫師說，他原本對於順勢醫療藥物的極小劑量抱持著懷疑的態度，但他的懷疑態度已成過去。他也告訴醫師說，一般醫師是如何的貪婪且又是如何地不會真正治好人們。地主說道：「醫師們沒有為我帶來任何好處，而只有傷害。他們使得疾病更往內推。往體內推是他們的所為，但將疾病往外移除，則是超乎他們科學素養之外的。」他稱醫師為「謀殺者」assassins。他因為甚至無法提供木材為家人取暖而哭泣。順勢醫師因為對地主感到同情而給予他木材。地主病人後來又告訴順勢醫師說，他需要一頭母牛，而醫師也提供母牛給他。當地主病人離開醫師家後，有三張紙從地主的口袋中掉落出來，順勢醫師發現這三張紙是她之前開給地主的順勢醫療藥物處方，只不過原封未動。

契訶夫以順勢療法醫師在十年行醫生涯以來，首次歷經懷疑來為故事作終結。故事結束於「不誠實的人類」！

蕭伯納George Bernard Shaw（1856—1950）是英國過去最受尊敬的戲劇作家。蕭伯納是唯一獲得諾貝爾（1925年）的文學

獎和奧斯卡獎Academy Award（1938年）《比馬龍Pygmalion》獲得最佳劇本雙獎項的人。在他的戲劇著作《醫師的困惑The Doctor's Dilemma》（1906）中，蕭伯納表達了醫師關心病人和行醫需要之間無法避免的兩難，經常開給危險藥物和進行一些不必要的手術，而藉以維持生計。

在這部戲劇著作的序文中，蕭伯納寫道：

> 對於所有治療方法的測試，最終所帶來的乃是，是否他們對於醫師們有否利潤可言。若要引證任何比哈尼曼更早提出來的，且比較愉快的建議給科學界的話，將會是蠻困難的。哈尼曼運用機智思考藥物在大劑量下會產生某些症狀，但是在極微劑量時卻可抵消這些症狀，就如同現代的行醫當中所發現的，極小的傷寒預防接種，將可動員我們身體的力量去對抗傷寒，而非任由傷寒擊倒我們。但是哈尼曼及其追隨者，歷經一世紀之久地，被好幾個世代的藥劑師及醫師們瘋狂地迫害，此因藥劑師醫師的收入乃端賴於他們所能夠勸誘吞下的藥物數量。這兩個一般性的接種疫苗與順勢療法案例，乃是所有其他案例中的典型代表。

他繼續說道：「我們在此可以對這個強烈的怨恨提出解釋，這怨恨並且使得那些想像預防接種是個科學論戰的人感到吃驚。事實上這與科學並沒有任何關聯。在這樣的情況之下，預防接種將會被拼命地加以辯護，相較於事實，預防接種在方法論上乃是加倍的骯髒、危險和不科學。」

所幸的是蕭伯納繼續說到，在那個時候事情正在轉變，「然而，現今有更多有教養的民眾，開始對藥物感到疑懼，就連無可救藥的迷信之徒也大量地使用專利的醫療藥物，順勢療法已經成為一種恢復健康的方法，順勢療法並隨著處方的買賣增加而建立地專業信譽。」

　　1932年時，蕭伯納寫了《醫生的迷惑，粗糙的犯罪學和蕭伯納的教育Doctors' Delusions，Crude Criminology and Sham Education》這篇論文，其中含括了一個關於他因為陰囊積水而接受順勢療法治療的故事。通常在睪丸部位的積水問題需要動手術，但是蕭伯納卻經歷了一個快速的療癒，且未再復發。

　　蕭伯納有一次挑戰著名的西醫師阿姆洛斯・萊特爵士（Sir Almroth Wright），並說到他應該去好好研究順勢療法其實可以治療許多「不可能治癒」的疾病。萊特表達了完全的不相信，蕭伯納反駁道，萊特爵士既無科學的態度也無單純的好奇心。這個簡短的對話相當經典：

　　　　萊特爵士說，「這件事情荒謬而不可能；讓我這麼說好了。如果我從隔壁叫您時，麻煩請您離開您的椅子。一定要到這裏來，並看看我做了什麼——我將一品脫的茶葉變成了純質黃金了。」
　　　　蕭伯納也立即回答說，「當然，我一定會去。」。

　　預言自己可能會對順勢療法感興趣的作家，是《福爾摩斯Sherlock Holmes》偵探系列故事的作者**阿瑟・柯南・道爾爵士Sir Arthur Conan Doyle（1859—1930）**。這位蘇格蘭的道爾使犯

罪虛擬故事的領域得到普及，並使蘇格蘭的警察廳標示在地圖之上。他是位多產的作家，寫作橫跨科幻小說、歷史小說、戲劇、浪漫史、詩集與非小說的寫實文學。

在許多方面而言，作為順勢醫師就如同道爾爵士。一位好的順勢醫師非常大量的詢問相關於病人整體症狀的資訊。一位好的順勢醫師會一而再，再而三地詳細調查，詢問開放性問題，並導引病人以自己的語詞，來描述其所正在經歷的情況。一個好的順勢醫師也是位敞開心懷傾聽他或她本身所沒有預期到的事物之醫師，並且巧妙運用病人所描述的不尋常症狀。道爾爵士也以說過下面的話而出名：「出乎於平常之外的事物，通常正是好的引導而非障礙。」他也說道：「那些看起來似乎會混淆事物的，恰好是提供解答之道的線索。」上述兩段話正是順勢療法診療與病例分析的完整寫照。順勢醫師通常會進行一個傳統西醫的診斷，但他們接著總是企圖找出相關於該診斷中所具有的不尋常症狀，並且這些症狀對於選擇病人的醫療藥物開給正是最重要的。

在道爾爵士的《失落的世界Lost World 1912》中，有些令人產生興趣的參考文獻。許多人對於這部小說，應該都不會感到陌生，因為很多電影均翻拍自這本小說，包含1925年原創恐龍停格特效的默片，此片由後來為「金剛」（King Kong）原作製作特效的同一家wizard所執行。這是「道爾教授挑戰者」（Doyle's Professor Challenger）的故事之一。挑戰者屬於動物學的「印第安納瓊斯類型」，並以痛歐記者而聞名，挑戰者認為記者的訪問令人厭惡。在《失落的世界》中，故事的敘事者是位勇敢決定去訪問暴力教授的記者，這位記者的醫師朋友建議記者說，一定要帶著比報導所說的「山金車arnica」更好的藥物去，以處理他一

定會遭遇到的受傷（第三章）。但是，隨後這位故事的敘事者說道，「許多人真是具有幽默感，彷彿還有什麼東西比山金車好」。

山金車是順勢療法中，治療創傷、扭傷和肌肉過勞，以及某些術前和術後的問題，最有名的醫療藥物之一[註20]。

另一個特別有趣的是，道爾原本所受的是醫師訓練，但他的挫敗感、苦澀甚或冷嘲熱諷，卻在他偉大的《福爾摩斯Holmes》冒險的《福爾摩斯回憶錄Memoirs of Sherlock Holmes 1894》中的故事《住院病人冒險記The Adventure of the Resident Patient》裏，表達得淋漓盡致。總結而言，我們一定覺得我們很幸福的是，幸好道爾爵士對於順勢醫療藥物並沒有那麼的獨具慧眼，因此沒有以順勢醫療藥物行醫來取代其精彩著作。

道爾爵士也對Emanuel Swedenborg（在第十三章，宗教高層人士與精神領袖中有一步闡述）充滿了濃厚的興趣與支持。道爾爵士也是本章節前面所提及的Albert Abrams，MD醫師之備受爭議工作的成果之支持者。

丁尼生Alfred，Lord Tennyson（1809—1892）是英國的桂冠詩人，也是長久以來英國最受歡迎的詩人之一。丁尼生是經常出入於古力醫師Dr. James Gully的水療中心裏，最受尊崇的人物之一。古力醫師以提供冷浴水療和順勢醫療藥物而知名。當丁尼生近四十歲時，他因「失神發作」和神經崩潰所苦，此據推測應是浪漫期望的落空、親近朋友去世和財務上的焦慮所致。他在古力醫師的導引之下，首次前往一家水療中心尋求醫護，紀錄並顯示他也曾去過另外兩家水療中心。他是如此的病情嚴重和無精打

采，以致於朋友們都爲他的生命感到絕望。然而，很快地，在他來到古力醫師所經營的水療中心和順勢療法診所以後，他就有了顯著的改善。雖然丁尼生還沒有完全好，但在古力醫師的治療之下，他便不再像以往那樣多次地寫信給朋友抱怨說他因爲「臆想症」而苦。甚至丁尼生的母親都觀察到其中的差異，並以「一位非常聰明的人士」來形容古力醫師。五年後，丁尼生也帶著他的新婚太太來請古力醫師診療。丁尼生享年高壽並且一生多結果實。

古力醫師其他的病人中，也包括：喬治伊利George Eliot英國小說家瑪麗·安·伊文絲Mary Ann Evan的筆名（1819—1880年），不令人感到意外的是，喬治伊利是另一位順勢療法的擁護者亨利詹姆士Henry James的朋友；Edward Bulwer—Lytton 英國的小說家，戲劇作家和政治家，（1803—1873年）；Florence Nightingale全球護理運動的領導者，（1820—1910年）；主教Samuel Wilberforce備受尊重的宗教界高層人士（1805—1873年）；Charles Dickens，作者（1817—1870年）；Thomas Carlyle，評論家和歷史學家（1795—1881年）和達爾文Charles Darwin，英國的自然主義者（1809—1882年）。（相關於達爾文由古力醫師所做的詳細治療與著實令人驚奇之內容，煩請詳參第五章，醫師與科學家）。

首位在英國以順勢療法行醫的英國醫師爲Dr. Frederick Hervey Foster Quin醫師。他也是英國皇家首位的順勢醫師，同時還是許多英國精英分子的順勢醫師，其病人中包括了文學偉人查爾斯狄更斯Charles Dickens 《奧利佛·崔斯特Oliver Twist》、《聖誕夜怪譚A Christmas Carol》、《塊肉餘生記David Copperfield》、《浮華世界 Great Expectations》和許多其他作品的作

家，以及薩克雷William Makepeace Thackeray （1811—1863年）《浮華世界Vanity Fair》，和其他作品的作家。

狄更斯其中一部提到順勢療法的著作，乃是出版於他身後的短篇小說《霧都孤兒The Mudfog Papers》（1880年）。故事發生於虛構的Mudfog城市，而就像狄更斯其他的作品一樣，小說中也充滿了古怪與有趣的人物。書中狄更斯敘及名為Pipkin的外科醫師的故事。此位外科醫師傳講了一段Sir William Courtenay的簡短有趣之通信內容。Sir William Courtenay是個真名為Thom且自我表明為彌賽亞的人，他是位熱切相信順勢療法療法的人士。他甚至相信順勢醫療藥物，在一過世時，如果立刻給藥可達到起死回生之效。這位紳士因為預感到他將會溺斃，因此聘僱了一位婦女跟隨他到所有前往之處。他指示婦人帶著一桶水，並告訴婦人應在他舌下放一滴順勢療法劑量的鉛和火藥，以使他屆能夠從死亡中回復健康。但悲傷的是，農婦無法了解他的指示，狄更斯作結道，「不幸的紳士因為無知的農婦而犧牲了。」

◆本章參考文獻

1. Coulter, H. L. *Divided Legacy: The Conflict Between Homoeopathy and the American Medical Association*. Volume III. Berkeley: North Atlantic Books, 1973.

2. Coulter, H. L. Divided *Legacy*: *A History of the Schism in Medical Thought*. Volume IV: Twentieth–Century Medicine: The Bacteriological Era. Berkeley: North Atlantic Books, 1994.

3. Dean, M. E. *The Trials of Homeopathy*. Essen: KVC, 2004.

4. Emerson, R. W. English Traits, Chapter XIV, 1856. Available at www.rwe.org/works/English_Traits_Chapter_XIV_Literature.htm

5. Emerson, R. W. *The Complete Works of Ralph Waldo Emerson*, Volume VII, Society and Solitude （1870）. Available at www.rwe.org/comm/index.php?option=com_content⊠task=view⊠id=37⊠Itemid=215

6. Haehl, R. *Samuel Hahnemann*: *His Life and His Work*. London: Homoeopathic Publishing Company, 1922. Reprinted, New Delhi: B. Jain.

7. James, W. *Banner of Light*, March 12, 1898.

8. James, W. Letter to Henry William Rankin, February 27, 1903. William Ernest Hocking Papers, Houghton Library, Harvard University.

9. Marshall, M. *The Peabody Sisters*: *Three Women Who Ignited American Romanticism*. Boston: Houghton Mifflin, 2005.

10 . Perrin–Wilson, L. Elizabeth Peabody's Foreign Library, *Concord Magazine*, August–September 1999. www.concordma.com/magazine/augsept99/peabody2.html

11 . Rice, J. L. Dostoevsky's Medical History: Diagnosis and Dialectic, *The Russian Review*, 1983, 42:131–161.

12 . Richardson, R. D. William James: *In the Maelstrom of American Modernism*. Boston: Houghton Mifflin, 2006.

13 . Rothstein, W. *American Physicians in the Nineteenth Century*. Baltimore: Johns Hopkins University Press, 1972.

第四章

超級運動明星
藉助順勢療法幫您得分

由於今日運動競爭異常激烈,因此運動員和他們的教練們,無不尋求各種可能的合法方式,來使自己的體能得以發揮至極限。正如同決定並挑戰一位運動員能夠發揮自己極限的學習方式一樣重要的是,要知道能夠維持健康的特定策略也同樣重要。而知道能夠加速運動員從受傷後復原的特定治療方式,更是遠遠超過必要的程度之上。因此不令人感到驚訝的是,極佳高水準的運動員及教練均在其運動治療基準藥物中,納入順勢醫學藥物之使用。

事實上,現代運動醫療在近期已經成為醫療和外科手術領域中最為尖端的部分。現代運動醫療可謂是下列醫學領域的總集成:西醫藥物、外科治療、物理療法、職能治療、脊骨神經醫學、整骨療法、運動生理學、肌動學、按摩療法、人因工程、營養療法和植物與順勢醫療藥物。

足球金童**貝克漢**David Beckham(1975—)廣被認為是全世界最好的足球選手。他在2003年的世足賽前,因為足部受傷而使用順勢治療藥物,而在許多在歐洲的順勢療法報導中,也總是不免俗的會提到貝克漢對於順勢療法的激賞。在1998年時貝克漢娶了辣妹合唱團Spice Girl中的維多利亞·亞當斯Victoria Adams,他

們並育有三子。維多利亞也公開表達她對順勢醫療藥物的興趣及其使用。

　　順勢醫療藥物不僅爲世界級足球選手所激賞，更爲世界級的足球醫師所讚賞。1993年到2004年間法國的世足隊，含括1998年的世足賽冠軍隊之醫師**Dr. Jean–Marcel Ferret**也表達說：

　　　　我是位使用順勢療法的醫師，而非一位順勢醫師。我對各種治療方式均抱持著開放的態度。我認爲只有一種同時兼容並蓄多種治療方式的醫學。身爲醫師的我們必須知道如何運用所有現存的治療方式。身爲運動醫師，我很快地發現我在運動員的治療上，除了鎮定劑和鬆弛劑外便顯得相當有限。我因此嘗試另一種方式。於是我開始使用順勢療法，剛開始時只是偶爾使用，後來使用的越來越頻繁。

還說道：

　　　　起初，運動員很驚訝，甚至還蠻機警的反應。所以我告訴他們順勢療法是如何以及爲什麼可以發揮效果。其在運動上最大的價值爲何呢？那就是順勢療法的迅速療效。我可以直接在足球場上使用，並且幾乎可以立即知道效果。例如創傷時使用山金車[註21]，且其對於胃部或肝臟都沒有任何不良反應。我也使用順勢療法來治療耳鼻科疾病、壓力或皮膚問題。（www.boiron.com）

貝克漢在足球界並非是唯一對於順勢醫療藥物表示讚賞之人。**溫布頓足球會**Wimbledon Football Club（簡寫為Wimbledon F.C.），是個以前在倫敦南方練習而現在已經不復存在的足球俱樂部。在1963年時，溫布頓足球會贏得業餘足總盃，在1988年時在足總杯決賽中，打敗「被預選為冠軍隊」的利物浦隊，因此成為世界上唯一贏得業餘和職業賽雙獎項的足球俱樂部隊伍。

　　在他們1988年的冠軍賽中，足球隊員使用順勢醫療藥物成分*山金車Arnica*、*芸香Ruta*和*金絲桃Hypericum*製成的油來幫助暖身。此俱樂部的發言人，甚至公開說明他們的隊員使用順勢醫療藥物來治療骨折，用到骨頭痊癒之後！

　　跨時代最偉大的網球選手之一為**馬汀娜‧娜拉提諾娃**Martina Navratilova（1956年—）。她贏得十八次大滿貫女單冠軍和四十次大滿貫女雙冠軍。她擁有九次贏得溫布敦網球賽的紀錄。2000年7月15日時，她被列入羅德島紐玻特城的國際網球名人紀念館中。在她接受該項榮譽的演講中，她感謝所有在她網球生涯中幫助過她的人，她補充說，她感謝所有「幫助她保持體能狀態的人，順勢醫療的人員、整骨療法的人員和按摩療法的人員。」。

　　貝克Boris Becker（1967年—）也是位超級網球明星，他贏得六次大滿貫男網，一次奧運金牌，並是最年輕的溫布敦男網單冠軍，在2003年時，他也被列入國際網球名人紀念館中。而就像許多重要的運動員一樣，他也尋求了慕尼黑著名的順勢醫師Hans—Wilhelm Muller—Wohlfahrt之醫療。

贏得1994年和1999年名人賽的高爾夫名將**荷西·馬利歐·歐拉查寶Jose Maria Olazabal**（1966年—），因為在1996年時足部產生嚴重的多發性類風濕節炎，而退出所有重要的賽事，當時高爾夫界相當擔心歐拉查寶可能永遠不能再打高爾夫球了。之後，歐拉查寶尋求茂爾后佛特Dr. Hans—Wilhelm Muller—Wohlfahrt醫師之醫治，該醫師並將歐拉查寶從一個真正的殘廢變成名人賽的冠軍。

　　葛林伍德Will Greenwood（1972年—）在美國相當知名，甚至也被視為全球重要的橄欖球員之一。身為中鋒的他更是位世界盃得主。在1997年的一次橄欖球賽中，他意外受傷，並因頭部撞擊到堅硬的地面而停止呼吸數分鐘。由於歐拉查寶經歷了茂爾后佛特順勢醫師奇妙的療癒前例，使得葛林伍德也向茂爾后佛特醫師求診，並得到了令人驚奇的絕佳復原。

　　David Moncoutié（1975年—）是目前法國重要的職業級自行車手。在2004年時，他贏得了環法賽（Tour de France）中的Figeac單站冠軍，並在接下來的一年中，於法國國慶日的環法賽從Briançon 到Digne—les—Bains的單站冠軍中，贏得他最大的勝利，此確保了他在法國自行車迷心中的地位。他並因為公開表態反對藥物濫用而成為自行車界的楷模。但是他並非反對各種合法的藥物，因為他也是順勢醫療藥物的擁護者。

　　赫曼Hermann Maier（1972年—）是位奧地利的滑雪選手，共贏得四次世界盃獎項（World Cup），兩面奧運金牌（兩個獎

項都在1998年贏得），三座世界冠軍獎項（兩次在1999年，一次在2005年 ），和五十三次世界比賽。他更排名於跨越時代最偉大的滑雪選手名單中。但是在2001年時8月24日時，Maier做完摩托車練習後於回家途中，由於在他前面的一部車子忽然轉彎，而造成他嚴重的且近乎致命的傷害。《紐約客New Yorker》形容奧地利人為運動科學與復原醫學的「奇特醫復藝術之大師」，而赫曼則被形容為很棒和積極的病人。短短一年後，他贏得2003—2004年的世界盃，並在2006年於Turin games比賽中贏得銀牌和銅牌獎。

克利斯·鮑寧頓Chris Bonington，正式名字為Sir Christian John Storey Bonington爵士，CBE（1934年一），他是位英國的登山家。他參加了十九次喜馬拉雅山的長征，其中包括四次到達聖母峰和安納普魯娜峰南壁上坡。他寫了十五本書，並在1996年被授與爵位。鮑寧頓對一家倫敦的報紙說到，他在各種不同的情況下，都以服用順勢治療藥物來克服高海拔的問題。藥劑師Tony Pinkus暨倫敦Ainsworth 順勢醫療藥物的藥局老闆，則負責供應鮑寧頓爵士之順勢醫療藥物。Pinkus告訴報紙說，鮑寧頓「從Menlungtse峰寄給我們明信片，以分享他的快樂。」。

如此眾多的運動選手讚賞山金車arnica，並不令人感到驚訝。因為真的沒有可以和山金車相提並論的藥品了。若在受傷後立即使用山金車，療癒的效果非常之迅速，往往隔日當事人就幾乎忘懷了受傷的事件，運動員和教練也持續地觀察到這樣的療效。雖然山金車儘可能在受傷後立即使用是非常重要的，但如果

在受傷後十二小時內使用仍然具有效果。

科學的研究確認了山金車的療效。AMA 外科期刊（AMA surgery journal）發表了針對臉部整形手術後的傷口，山金車所能發揮的功效（Seeley, et al., 2006）。這份雙盲、安慰劑控制的研究含括了數位相片，以及變色與腫脹的差異性之量測。未服用山金車的病人比服用順勢醫療藥的病人，多出11—41%的瘀傷，並且比服用順勢醫療藥物的病人，需要多50%的時間來減緩瘀傷的情形[註22]。

有些運動員使用含有順勢醫療藥物的山金車之特別配方，來舒緩神經損傷，與有時也同時有軟組織外傷的骨頭受傷。一家製造這種藥物的德國公司進行了一份雙盲研究，結果也顯示出山金車確具治療扭傷和過勞的療效（Zell, et al., 1989；Bohmer, 1992）。有趣的是，擁有順勢治療藥物生產者的母公司，和生產Bavarian Motor Works（BMW）汽車的公司，是屬於相同的公司。凡此也再度說明順勢醫療藥物的公司是一家好公司。

上述順勢醫療藥物可為參與運動與練習的專業運動員、奧林匹克競賽者，或凡夫俗子的我們所使用，著實為我們帶來了極為樂觀的希望，而這也只是實現此希望的開端而已。

◆本章參考文獻

1. *Australian Cleo*（magazine），Kelly and Sophie Get Cosy, August 2004, 78.

2. Becker, D. Lopez Confident Despite Knee Pain, *USA Today*, June 2, 1999.

3. Bilger, B. Twin Peaks, *The New Yorker*, January 26, 2004.

4. Rod Black Boat Interview—1996, http://members.aol.com/hoacpics/elvis/rodblack.htm.

5. Bohmer, D. and Ambrus, P. Treatment of sports injuries with Traumeel ointment—Controlled double-blind study （translated from German）. *Biologische*, 1992, 21:260–268.

6. www.boiron.com

7. Hoyle, E. P. Medical and Surgical Experiences in the First World War and Some Statistics and Medical Measures of Greatest Value to All Army Medical Corps, *The Homoeopathic Recorder*, August 1942, 58（2）:57–74.

8. Kindred Spirits, *Daily Telegraph* （London），August 12, 1989.

9. Middleton, C. Holiday jabs without the needle: Homoeopathic immunisation pills are becoming increasingly popular. But do they work against killer diseases? *Daily Telegraph*, October 10, 1999.

10. Roberts, S. An Improbable Journey: Navratilova came from bare beginning to become one of the greatest, *New York Times*, July 16, 2000.

11 . Seeley B. M., Denton, A. B., Ahn, M. S., and Maas, C. S. Effect of homeopathic Arnica montana on bruising in face–lifts: Results of a randomized, double–blind, placebo–controlled clinical trial. *Archives in Facial Plastic Surgery*, Jan–Feb 2006, 8（1）:54–59.

12 . Silverman, M. Red Sox in Good Hands. Boston Herald, May 2, 2005, 88.

13 . Smith, K. Her Reaction Is Priceless, *Los Angeles Times*, July 5, 2004, D1.

14 . Stafford, I. Why won't rugby pick up the bill for Greenwood? *Mail on Sunday*, September 5, 1999.

15 . Watson, M. There's Something in the Water in Detroit, *Detroit Free Press*, March 28, 2007.

16 . Zell, J., et al., "Behandlung von akuten Sprung–geleksdisotrionen: Doppelblindstudie zum Wirksamkeitsnachweis eines Homoopathischen Salbenpraparats," *Fortschr. Medicine*, 1988, 106:96–100. （This study on the treatment of sprains was reprinted in English: Treatment of Acute Sprains of the Ankle: A Controlled Double–Blind Trial to Test the Effectiveness of a Homeopathic Ointment, *Biological Therapy*, 1989, 7（1）:1–6.

◆Homeopathic Sports Medicine Resources

1 . Hershoff, A. *Homeopathy for Musculoskeletal Healing*. Berkeley: North Atlantic Books, 1996. （Dr. Hershoff is a naturopath and

chiropractor who specializes in homeopathic medicine.）

2. Subotnick, S. *Sports and Exercise Injuries*: *Conventional, Homeo-pathic, and Alternative Treatments*. Berkeley: North Atlantic Books, 1991.（Dr. Subotnick is a podiatrist and chiropractor who spe-cializes in homeopathic medicine. He has also authored a respect-ed podiatric textbook that includes information on homeopathic medicine.）

3. To access these and other homeopathic books and products, go to www.homeopathic.com （Homeopathic Educational Services, Berkeley, Calif.）．

第五章

醫師與科學家
走出醫學的象牙塔

　　儘管過去200年來順勢療法和順勢醫師遭受到邪惡攻擊，但許多備受尊崇的正統醫師和科學家，均表達了他們對於這個經常受到誹謗的醫療科學之讚賞。這些醫師和科學家們並未正式對外公布，但他們當中有些在過去曾經對順勢療法的療效，抱持著相當懷疑的態度，以致於他們對於順勢療法治療對他們一己健康的貢獻，也抱持著懷疑的態度。雖然如此，但他們曾有過的經歷，他們所進行過的實證，他們思想的縝密性，以及他們關於順勢療法的醫學與藝術之敘述，均在在提供順勢療法療效之有力佐證。

　　在前面的章節中，我們看到了正統醫療機構對於順勢療法與順勢醫師的攻擊。此外，正統醫師和他們所代表的醫療公司，也塑造了影響州和聯邦法律的「倫理價值」，並使得順勢療法和順勢醫師難以存續──但是他們仍舊存續了下來。

　　這樣如此強烈的敵意彰自於不同的背景因素[註23]。總體而言，順勢療法和順勢醫師對正統醫師而言，代表著哲學、科學與經濟面向的威脅。若您也對十九世紀中晚時期，美國社會的正統醫師究竟為那些人時，稍事理解以後，您將更能了解相關故事的淵源。

　　一直要到二十世紀中期以後，美國（和全世界）的醫學院才吸引了學院中最頂尖與最聰明的學生，但在二十世紀中期以前並非如此。哈佛大學的校長Charles W. Eliot（1869－1926年）在

1879—1880年間發表了一份報告。他在該份報告中描述到當時美國醫師的平均資質：「美國醫師或外科醫師可能是且經常是下等而無教養之人，除了醫師的職業以外，缺乏知識方面的素養，且不太能夠精確的使用母語說話或寫作。」。另一位歷史學家也寫道：「即或晚至1884年時，哈佛醫學院每年均招收到許多因為無法順利進入大學，而轉往醫學院就讀之學生，原因是醫學院的入學許可門檻低很多。」。

為致力於建造成為十九世紀最好的醫學院之一，數所順勢療法的醫學院成為第一批設計三年畢業的課程，其中一所波斯頓大學Boston University更成為美國第一所提供四年畢業學程的大學。

現代順勢療法的懷疑者可能會選擇，透過個人性質的軼事，來嘲笑這本書或本書作者，但他們卻將非常地困難，能夠閱讀或接受最受到尊崇的醫師與科學家們，在下面所發表的資訊與報導。

值得一提的是，有些本章節中所討論而相當受到尊崇的醫師和科學家們，並不見得一直都以他們見證他們所相信的其他事物一樣地，來為順勢療法做見證。但是您只要想到當時代那些只要提及或寫到任何支持順勢療法的人們，就會遭受到嚴重攻擊，以及當時代對於順勢療法的支持者，即被視為對西醫師和科學家的真正不忠，且當您思及甚至那些試圖以科學方式測試順勢醫療藥物的研究人員，也會遭受到個人與工作上的攻擊時，您就能理解為什麼有那麼多優秀的醫師與科學家們，對於順勢療法保持著「心照不宣」的靜默形式之讚賞。

在本章節開始之前，自然應該對於順勢療法的始祖山姆·哈尼曼醫師，先行重點式傳記回顧。

山姆‧哈尼曼醫師
Samuel Hahnemann（1755—1843）

在美國的首都華盛頓哥倫比亞特區唯一一棟紀念醫師的紀念館，乃是這棟美國第二十五任總統威廉‧麥金利William McKinley在1900年題獻給山姆‧哈尼曼醫師的紀念館。

儘管受到的是醫師訓練，哈尼曼也是一位博學的化學家，更是當時代德國重要的藥劑師教科書之作者。他至少熟習九種語言，甚至在二十多歲時於名校萊比錫大學University of Leipzig教授語言維生。

因著學習語言使哈尼曼能夠與最新的醫學與科學發展接軌。他進一步藉著翻譯二十二本，主要是醫學與化學的教科書（其中有些為套書），來擴充其知識並提昇其名望。在二十九年的時間當中，哈尼曼翻譯了大約9,460頁。

在哈尼曼發現順勢療法之前，哈尼曼醫師即已因身為醫師所受到的極度尊崇，且德國皇室也曾向他尋求醫療協助，而現代的醫學史家也相當肯定，哈尼曼以提倡適當飲食、清新空氣和運動，來作為治療方法的均衡而良好之判斷。他在流行疫情散佈時更提倡衛生措施，此也使得哈尼曼以身為公共衛生的提倡者而受到讚揚，哈尼曼仁慈而不殘酷嚴厲，以及為精神病患治療的事蹟，也使得哈尼曼在精神病治療史上得以享有一席之地。

哈尼曼早在1777年時，就加入同濟會。此一點也不令人感到意外。他稍後並被授與Obermeister或大師Grand Master的榮譽。在這個很少為人所理解的博愛組織與團體中，人們分享著許多共

同的道德觀與形上學的想法。

　　哈尼曼因為覺得他所造成的傷害比帶來的好處還要多，因此停止以西醫繼續行醫。取而代之的是，他以翻譯為生，進而養活他十一個小孩的家庭。在翻譯一本當時重要的生理學家威廉‧古蘭William Cullen的書時，哈尼曼注意到古蘭主張金雞納樹皮（Peruvian bark）因為其苦澀和收斂的特性，而成為有效對抗瘧疾的藥物。哈尼曼覺得這個敘述很奇特，因為他知道其他苦澀且具收斂性質的醫療藥物對治療瘧疾並不具正面效果。他於是親身做了一個實驗，他每天服用兩次金雞納樹皮，直到他產生金雞納樹皮的毒性反應，因此他發現金雞樹皮會引起發燒和覺得寒冷，以及其他模擬瘧疾的症狀。哈尼曼因此建議金雞納樹皮，含有奎寧（quinine），且應該可以用來治療染上瘧疾的病人，因為金雞納樹皮具有引起相似症狀的能力。

　　哈尼曼終其一生總共親身試驗了其他九十種物質，同時他的同事和朋友也參與了這些實驗。他從這些試驗中得到一個一致性的結論：許多不同的物質在超過劑量時，會引發其專屬獨特的症候群，且不管某一種物質在毒性劑量所會引起的症候群為何，當將其特定製造微量投藥給具有相似病理學症狀的病人時，都將可激發出療癒反應。

　　哈尼曼觀察到病人會對引起他們正在經歷的相似症狀之醫療藥物產生過敏反應。因為如此，哈尼曼開始使用越來越小的劑量。身為化學家的他，實驗了各種不同的方式來使劑量達到安全並且有效。在接下來的四十年間，他實驗了1：10，1：100或1：50,000倍稀釋的醫療藥物，並在每次稀釋之間加以劇烈震盪，他並且持續發現到，如果根據他的同類法則而開給超微劑量的醫療

藥物給病人時，就可以得到非常良好的療效。

　　身為一位難以驟下結論的渴切實驗者的哈尼曼，對於自己及其同事所發現的具有療效的超微劑量，並沒有輕易與快速地作出結論。事實上，當他首次在1796年，以及接下來的三十年中寫到順勢療法時，他主要都是使用今天被視為低勢能的劑量。而稍後在1829年時，一位順勢醫師述及自己使用稀釋成1：10超過200次的勢能之成功療效部分，哈尼曼還曾對此表達懷疑，直到哈尼曼自己發現較高勢能確實極具療效。

　　哈尼曼終其一生，撰寫了三本重要的順勢療法書籍，其中包括已出版六個版次，且對後世影響深遠的《醫學原理Organon of the Medical Art》，這本書至今仍持續更新並精緻化醫學的層次。

　　胡費蘭Christoph Wilhelm Hufeland，MD（1762—1836）醫師為當時代德國最著名和最受到尊崇的醫師，他並在十九世紀早期與歌德Goethe和Schiller齊名。胡佛蘭為德國重要的醫學期刊《實用醫學期刊Journal of Practical Medicine》之編輯，胡佛蘭即曾刊登一些哈尼曼的著作，並對極為尊崇哈尼曼醫師，胡佛蘭說過：「我在哈尼曼身上看到淵博的學識，清徹的心靈，和容忍的靈魂，而最後則是最可敬的高度用心。」哈尼曼醫師並被描述為「我們最卓越、聰穎與特出的醫師」。

　　雖然Robert Koch在1883年才發現霍亂的病菌，但早在1831年時，哈尼曼就已將當時肆虐的流行病霍亂，歸因於「異常迅速增加，且微小、肉眼無法看見，而又不利於人類生命存活的小生物，這些生物正是霍亂最可能存在的感染原」。

　　《華盛頓郵報Washington Post》的專欄作家賀夫曼Nicholas Von Hoffman，就曾寫道：「雖然這位德國醫師從未到過美國，

但在超過70年以上的時間，哈尼曼的思想撕裂並分離著美國醫師界。再也沒有任何一個單一的個人，像哈尼曼一樣的在這個如此根深蒂固的職業結構中製造了這樣的麻煩，即或直到現在他所提問的問題，至今尚未有人可解答。

許多對於順勢療法的嚴厲批評者，其實對於哈尼曼均有著寬容的話語。美國醫學協會AMA的行政主任 Morris Fishbein也曾寫道：「哈尼曼的影響就整體而言，絕對是正面的。」哈尼曼強調在治療疾病時應對病人的個體予以考量……哈尼曼並示範了透過試驗，來測試一個藥物的實際效果。

儘管哈尼曼對於醫學、藥物學、化學、精神病學和公共衛生的重大貢獻，他還是持續抱持著謙虛的態度。「我在有生之年，並不要求任何良善的認知，我並未思及我自己，而只求奉獻。所有我所做的，我為著全世界的更崇高動機而做。Non inutilis vixi一我並未白活。」。

在華盛頓哥倫比亞特區的哈尼曼醫師紀念館上，便寫著Non inutilis vixi這些拉丁字。哈尼曼醫師也的確沒有白活。

達爾文Charles Darwin（1809－1882年）

達爾文是個英國的科學家與自然主義者，他的著作中，闡述了在生物學與人類發展中，演化論（evolution）與物競天擇（natural selection）是如何的扮演一個中心的角色。他的著作《物種的起源The Origin of Species》（1859年），並且確立了演化論為大自然中最主要的原則。很少人知道達爾文曾經接受過一位順勢

醫師相當多的醫療幫助。事實上，有一個情況極其可能，那就是達爾文在出版其最著名的進化論之前十年，如果沒有接受順勢療法治療的話，他可能永遠無法出版這本經典著作。

　　當達爾文剛滿16歲時，有一年夏天，他跟著他的醫生父親作小實習生。稍後，他並在愛丁堡大學（Edinburgh University）研習醫學。不過，他卻被當時代的手術之殘忍和原始的治療方式所擊退。

　　原本他想念書並成爲博物學家，但是他的父親堅持要他到劍橋大學（Cambridge University）念書，以成爲宗教界高層人士（因爲宗教界高層人士比任何職業所能夠賺取的金錢都還要更多　）。當他於1831年從劍橋大學畢業後，他便展開了五年在貝格爾號（HMS Beagle）上測量南美洲的旅程。在貝格爾號船艦上時，他飽受暈船之苦，而在1833年10月時他在阿根廷開始發燒。1834年7月時，當他從安地列斯下行到智利的海岸時，他病情相當嚴重，甚至還必須臥床一個月。

　　從1837年起，達爾文常常因爲短時段的胃痛、嘔吐、嚴重發炎、心悸、顫抖和其他症狀，以致無法正常工作與生活。上述症狀並會在有壓力時加劇，尤其是必須參加會議或面對相關於達爾文新理論的辯論時，因爲就如同許多提出新的想法的科學家們一樣，他在剛提出新理論時也常受到嚴厲抨擊。達爾文的病因在他有生之年並未查出，而許多治療方式也都徒勞無功。今日有些醫師推測達爾文可能是在南美洲時，因爲蚊蟲叮咬而得到查加斯氏疾病（Chagas disease），另外一些醫師則建議說，達爾文可能是患有梅尼爾氏症（Ménière's disease），但是達爾文當時的正統醫師們，完全不了解他到底是生了什麼病，並且所有的治療只是讓

達爾文更病情加劇而已[註24]。

　　1847年時，達爾文的病情更為惡化。他更常發生短時間的嘔吐和虛弱，但他此時還會暈倒，而且患有飛蚊症。達爾文並曾寫道，他「三天當中就有一天無法做任何事情。」，他病情實在非常嚴重，以致於無法參加他父親1848年11月的葬禮。在1849年3月時，一位以前貝格爾號的同船工作人員告訴他，**古力醫師James Gully, MD**（1808—1883）有提供一種不同類型的醫學治療方式，同時達爾文的表兄弟也告訴達爾文說，他有兩個朋友均因古力醫師的醫療而得到非常好的改善。達爾文因此決定前往向古力醫師求診，並且帶了他全家成員一同前往（他的太太和他們七位子女）。古力醫師及其健康水療中心位於Malvern（亦即伯明罕的西南方，距離達爾文的家125英里）。

　　古力醫師畢業於愛丁堡大學，是位徹底反對使用當時代藥物的人士。他在行醫當中，不僅止於提供水療或飲食建議，他也提供順勢醫療藥物給病人，並推薦醫學透視學（clairvoyant）的輔助。在去了古力醫師的水療中心九天後，達爾文向古力醫師悲傷地哀求，請古力醫師開順勢醫療藥物給他：「我一天三次很悲傷地說，古力醫師請你開給我順勢醫療藥物，而我沒有一丁點信心卻也順從地服用了。」達爾文繼續說道：「我非常喜歡古力醫師，他確實是位有能力的人士。他也對我做了許多就像我父親所會對我做的評論。」。事實上，達爾文去看古力醫師，是因為古力醫師就如同他的父親，古力醫師雖然「有能力」但卻不足以勸服達爾文，並讓達爾文相信順勢醫療藥物是具有療效的。

　　雖然達爾文願意聽從古力醫師的建議，但達爾文卻對他的家人也如法泡製，抱持著保留態度，因為達爾文對古力醫師在順

勢療法、透視學與其他非正統療法的使用，乃是抱持著懷疑的態度。

　　而雖然達爾文極度懷疑，但是僅只在兩天之後（1849年3月30日），達爾文便已認知到，「我已經得到非常大幅的改善，以致於我希望我的健康將會有更進一步的改善」。在八天後，達爾文整個腿部皮膚開始出疹子，而他實際上對腿部出疹子這個問題，感到蠻高興的，因為他觀察到在皮膚出現疹子後，他的生理與心理的健康明顯改善[註25]。他持續一個月沒有嘔吐，這對他而言是個難能可貴的經驗，甚至體重還增加了一些。有一天他驚訝地發現他居然能夠走七英里遠。他於是寫信給一位朋友說，「我正轉變成一部只會走路和吃飯的機器」。

　　在短短一個月的治療之後，達爾文也不得不承認古力醫師的治療，一點也不是庸醫的醫術。在十六個星期之後，他覺得像是個新造的人，接近六月時，他已經得以返家，並重新開始他重要的研究工作。達爾文實際上也寫道：「他幾乎已經完全康復」。

　　儘管達爾文的健康得到大幅改善，但他卻從未公開地將之歸功於順勢療法的直接幫助。但我們也必須試著理解，雖然順勢療法在當時英國皇室、眾多偉大文學家，與許多權貴之士之間，造成令人印象深刻的流行，但來自正統西醫師與科學家的敵意也是令人難以置信的。且因達爾文此時正著手要開始提出，他自己相關於演化論的新的理論，因而公開讚揚他個人在順勢療法方面的正面經驗，無疑是在自己的工作生涯上自掘墳墓。而如果達爾文為順勢療法進行捍衛性辯護，將會使達爾文的同僚對自己的可信度大打折扣，因為這些達爾文的同僚對於這個新興的醫學專業，乃抱持著極高敵意。

自第一次去向古力醫師求診的十八個月後，達爾文在一封私人信件中表達了他對於順勢療法的懷疑態度：

　　　　您所說的順勢療法這個主題甚至比透視法^{註26}，更加讓我感到生氣。透視法是如此地超越信念，以致於一個人的一般能力都被放在一旁，但是在順勢療法中，常識和一般觀察均被納入考量中，而這兩者其實應該消都失，如果超微劑量真有什麼效果的話。那麼我有一天所看到的相關於Quetelet（當時代有名的統計學家）的某個相關於療癒過程的證據之評論，到底有多真實呢，亦即沒有人知道在疾病當中，什麼是沒有任何事情被完成的簡單結果，正如一個被用來比較順勢療法的標準，還有其他諸如此類的事情。這是件令人傷悲的事情，我不禁想到那位我所敬愛的，也就是那位相信所有事情的古力醫師。當小姐病重時，他透過一位具有透視能力的女孩，來報告體內的變化，一位催眠師來哄她入睡，一位順勢醫師，亦即醫師——自己來作為水療師！然後這個女孩就康復了。（1859年9月4日的信件，in　Darwin，1903，341）。

　　在這封表達著懷疑的信件邊緣上，達爾文也寫到一位被古力醫師及其醫療團隊治好的女士。

　　達爾文在持續好幾年間，有時候會有某些症狀復發，因此他再度向古力醫師求診，請醫師為他進一步治療，每次大約平均停留兩到八周。雖然達爾文抱怨說他第一次去古力醫師的診所時，

產生了「心靈全然的停滯」，但達爾文在後來到古力醫師的診所和水療中心時，並沒有類似的問題發生。事實上，達爾文還說到他的心理靈敏，而他的科學著作更是進展有加。

達爾文又繼續活了三十三年，而達爾文在順勢療法和水療方面成功經驗的精彩事件，沒有變成今日科學與醫療史的一部分，實在令人覺得驚訝和困惑。在達爾文成功治療了他頑強的噁心和嘔吐，經常的短時段的暈倒、飛蚊症、因胃痛而無法正常工作和生活，嚴重的發燙與心悸後，達爾文狀態極佳，且能勝任其影響後世深遠的科學研究。

其他也受益於古力醫師醫療的知名人物，如Charles Dickens（小說家和作家）；Alfred；Lord Tennyson（詩人）；Florence Nightingale（著名的護士）；George Eliot（英國小說家）；Thomas Carlyle（蘇格蘭的評論家、諷刺作家和歷史學家）；John Ruskin（藝術評論家和社會評論家）；Edward Bulwer—Lytton（英國小說家、戲劇作家和政治家）；Thomas Babington Macau-lay（first Baron Macaulay、詩人和政治家）；和Samuel Wilberforce主教（Desmond and Moore，1992，363）。甚至三位總理也接受古力醫師的醫療，其中包括William Gladstone；Benjamin Disraeli和George Hamilton—Gordon以及維多莉亞女王（Queen Victo-ria）。Hamilton—Gordon描述古力醫師為「當時代最具天賦的醫師」。

雖然沒有證據顯示達爾文知道其他人也接受古力醫師的治療，但達爾文很慶幸他的表兄弟William Darwin Fox介紹了昆蟲學和古力醫師給他，以及自己去向古力醫師求診，並從該醫師的治療當中獲益良多。達爾文在1855年12月7日時寫信給Fox時說

道：「古力醫師使我受益良多（他特別強調）。」

　　有些達爾文的傳記作家從未提及達爾文所接受的順勢療法治療。而提及到達爾文長期的健康問題之傳記作家們，則傾向於強調古力醫師的水療中心所提供的水療，隨後達爾文就定期使用冷浴和自己拍打身體，來繼續他的治療。最近一本備受讚譽的達爾文傳記著作中，提及達爾文所受益的乃是安慰劑效應（placebo effect），儘管達爾文在之前所看過的許多其他醫師中，都無法從中得到相似的安慰劑效應。這本傳記著作更說到：「他說服自己說水刑發揮了功效」。（有趣的是這位傳記作家以「水刑」來稱呼水療，並從中表達他的不尊重。）

　　達爾文和許多達爾文的傳記作家均強調水療，因為他們無法相信順勢醫療藥物可以提供任何療效。但我們必須質疑是否水療本身，可以具有如此強大的健康助益，而假若水療果真可以具有如此強大療效的話，相對的當時英國很少有水療中心，是由一位提供順勢療法治療的專業醫師所開設的，而令人存疑的是，上述提及的所有向古力醫師求診的精英分子，全部都可以主要藉助於水療或只單單藉助於水療，就能夠得到療效了。更合理的解釋是，順勢醫療藥物在達爾文和其他人的健康上，均扮演了一個關鍵的角色。在達爾文的故事中，同時令人感到好奇的是順勢療法療癒方式的重要觀察：「不管病人相信或不相信時，順勢醫療藥物都能夠也將會發揮效果」。

　　頑固的懷疑論者強調說，順勢療法治療不可能真正幫助達爾文或其他人，並提出水療一定具有療效的說法。然而，當時代或今日的正統醫師很少會考慮使用水療，來治療複雜的病程變化。

　　雖然古力醫師受到許多知名病人的極高尊崇，但一些優秀的

正統醫師卻對他感到深惡痛絕。後來協助成立英國醫學院的漢斯汀醫師Sir Charles Hastings，便是古力最尖酸刻薄的敵手。漢斯汀醫師因爲相當反對水療，所以經常會寫相關於水療「危險」面向的文章，但他自己卻使用爲數衆多的正統療法行醫，而那都是會讓每一個人都立即稱之爲野蠻的治療方式[註25]。

達爾文在其信件中，也表達了他對於當時代傳統西醫的觀點。他強調說，「他對一般的行醫沒有絲毫的信心。」然而，在連續十二年的噁心和嘔吐之後，達爾文在1856年時認知到，古力醫師的治療相當成功，且說「嘔吐從未（或幾乎從未）復發」。

當古力醫師在1850年代的末期，於Malvern的全職醫師的行醫生涯中退休時[註28]，醫師選擇了**伊瑞斯特James Smith Ayerst**（1824/5—1884）醫師作爲他的傳承者。不令人感到意外的是，伊瑞斯特也是位順勢醫師。他並曾在英國皇家海軍擔任助理外科醫師，並在伍斯特郡Worcestershire的執業醫師，他在Old Well House, Malvern Wells經營一家水療中心，此中心後來與醫師的水療中心合併。

達爾文的太太Emma寫信給W. Darwin Fox中說道：「我們喜歡伊瑞斯特醫師，然而他並未得到古力的眞傳，古力醫師會想盡辦法了解，我必須說，他看過達爾文兩次，而達爾文也蠻贊同他的治療的方式。」。

達爾文也造訪過其他的水療中心。1857年和1859年時，達爾文去了Moor Park，這是家由醫師暨水療師（而非順勢醫師）Edward Wickstead Lane, MD所經營的水療中心。而或許當達爾文的名著《物種的起源》發表在印刷的報紙上時，他本人正在Ilkley Wells一家由另一位順勢醫師Edmund Smith, MD所管理的水療中

心接受治療，也並非偶然之事。

1863年3月5日時，達爾文寫了一封信給J．D．Hooker（植物學家），信中說道：「再也沒有什麼會比好好的來一場濕疹對我更好，我今天早上有此感覺，因此覺得比較有活力」。在同一天中，他寫信給他的表兄弟W．Darwin Fox，信中說道：「我目前臉上出現濕疹，而這就正如其他人的痛風所帶來的好處是一樣的」。

有趣的是，達爾文並未被教導過，或從他自己的自身經驗中學習順勢療法的一般觀察：在皮膚和四肢（痛風症狀發病的位置是大腳趾）部位的症狀，乃是病程中相當重要的外顯化（exter-nalizations），且外顯化是不應該使用西藥來壓抑的。因為順勢醫師和其他自然醫學的提倡者，對「身體的智慧」均加以肯定，往往症狀、甚至急性和痛苦的症狀，都是身體將內在病症往外推和外顯化的方式。

另外，讓人著迷的是，達爾文自己也做過幾個微劑量的食蟲植物（圓葉毛氈苔Drosera rotundifolia）效果的實驗，圓葉毛顫苔是順勢醫療藥物中常會用到的藥物。

達爾文發現某些阿摩尼亞鹽的溶劑，會刺激圓葉毛顫苔的觸鬚腺體，並使毛顫苔產生閉合。他將該溶劑一再稀釋，但是圓葉毛顫苔仍然可以偵測到鹽的存在。在1874年7月7日時，他寫信給荷蘭的烏特列茲（Utrecht）之知名的生理學家教授F．C．Donders，述及他觀察到一個結晶體的1/4,000,000，也會對圓葉毛顫苔具有可經證實的效果，而且「一個結晶體的1/20,000,000也具有同樣效果。現在，我只是想到我居然公開了這個相關內容，就會覺得心裏不太舒坦」。

達爾文對自己所觀察到的事物感到驚奇，並將之比擬為就像是狗可以嗅出四分之一英里遠距離的動物味道。他說道：「但是這些微粒一定比一個磷酸胺（phosphate of ammonia）的結晶體的二千萬分之一，還要來得無限的小。達爾文敘述著這個引人注目的現象：

> 為使讀者更容易感受出所稀釋的濃度，請想成5,000盎斯比加滿三十一加侖的桶子還要多；而在這麼大量的水中，加入一個鹽的結晶體；只要將該溶劑的古代希臘銀幣的一半或三十滴，倒在一片葉子上。不過，這樣的量已經足夠有能力可以引起幾乎全部觸鬚的彎曲，也經常能夠引起葉子的葉身部分之彎曲……。

> 我的實驗結果，甚至連我自己，也好長一時間都覺得不可思議，而我甚至還焦慮的想找出失誤之處……。這樣的觀察被重複了好幾年。我的兒子當中有兩個和我自己一樣也對此存疑，我們因此大量比較了許多不同的葉子，並同時將這些葉子浸沒在越來越稀釋的溶劑與水中，我們不得不宣稱這些葉子所表現的差異性，應該不容置疑…其實每當我們嗅聞到味道時，**我們就可證實無限微小的微粒對我們的神經乃是可以起作用的。**

在達爾文相關於毛氈苔*Drosera*實驗的書中，達爾文表示他對一株植物對於特定化學物質的超微劑量之極度敏感的特性感到驚奇。達爾文說道：「此外，這個極度的過敏性超過了人體最精密

的部分，且不需經由任何神經系統的參與，就可具有從葉子的某個部分傳送刺激信號給另一部分的能力」。

不過，達爾文也觀察到毛氈苔並不是對所有物質都具有敏感反應。他測試了多種對於具有神經系統的人體和動物，有強大效果的生物鹼和其他物質，但他們卻對毛氈苔沒有作用。他下結論說：「傳送影響的訊息給葉子的其他部位，並造成其他部位產生動作，改變分泌物或聚集之力量，並非取決於聯結神經組織的散佈成分」。

達爾文確認了一個順勢療法的重要觀察，此即是生命系統只會對某些特定的物質特別敏感。可惜而又奇怪的是，傳統的科學家攻擊順勢醫師使用超微劑量，也不稱許順勢醫師的教條，此教條乃是生命系統——不論是人類、動物或植物——將只會對限量的物質特別敏感（而且順勢療法採用個體化的治療方法，順勢療法就是個找到這個或這些特定敏感物質的精粹要法）。

在達爾文的信件資料中，包括了其他相關於順勢醫學的有趣資料，其重要性昭然若揭，但其意涵則又未盡詳確。下面摘錄於1862年8月20日致植物學教授Asa Gray的信件（下面第一段後以括弧內顯示的可能為達爾文的兒子暨助理，同時又負責幫助父親校對信件的Francis Darwin所寫）：

　　【在1862年的眾多信件主要在進行蘭花研究，但是《演化論》的修改也在進行當中，且相關於這個議題的評論和信件也仍然如雪片般飛來。在他所收到奇怪的信件中，若舉一封為例的話，是在今年元月份所寄達的信件】，這是由一位熱愛和景仰《物種的起源》的一位德

國順勢醫師所寄的信涵。他自己也出版了幾乎一樣性質的書籍，但是還要更加深入。書中詮釋了植物和動物的順勢療法原則或螺旋法則（law of spirality）的起源。但此書在德國已經落入死寂之中。因此，我將翻釋此書並將此書在英國出版。

在達爾文的敘述中，令人覺得驚奇的是，他提到這本順勢醫師的著作，和他自己的寫作相似，但是卻「更加深入」。在達爾文的紀錄中，這位順勢醫師強調「螺旋法則」為演化論中不可或缺的一部分是非常有趣的，尤其當這份洞悉力，比Watson和Crick發現DNA的螺旋性之鉅作還要提早一世紀時。

Robert Jütte博士是德國斯圖加的Robert Bosch Institute機構的歷史學家之總負責人。這個地方也是哈尼曼的檔案記錄簿之收藏地，這裏應該是全世界最大的順勢療法的圖書館。這位博士判定首位德國的順勢醫師應該是**柯霍**Augustus Wilhelm Koch（1805—1886）。**柯霍**是位受過傳統西醫訓練的醫師，並於1831年畢業於德國杜賓根大學。畢業後兩年內，他開始研習和以順勢療法行醫，在斯圖加具影響力的家族邀請之下，柯霍移居到那裏，並開始了以順勢療法行醫的相當成功之醫師生涯。1864年時，他寫了一本613頁的著作，書名為《順勢療法，生理學，病理學和治療的基礎：或健康與生病人士的生活法則The homeopathic，physiologically，pathologically and therapeutically foundations: or the law of the life in the healthy and ill》（*Die Homöopathie，physiologisch，pathologisch und therapeutisch begründet:oder das Gesetz des Lebens im gesunden und kranken*）之著作。

在這本書的前言當中，以科學的方式解釋了順勢療法，並將順勢療法納入於更爲一般性的「Grundgesetz des organischen Lebens」（可譯爲「螺旋法則」）。這一整個章節全部都在敘述水晶、植物和動物的演化。

在柯霍醫師出版這本書一年後，他程居到費城，但在離開歐洲之前，他成爲巴黎順勢醫學院Homeopathic Institute of Paris的榮譽成員。當他在美國時，他也是位美國順勢醫學院American Institute of Homeopathy和賓州與費城順勢醫學院Pennsylvania state and Philadelphia county homeopathic medical societies的活躍會員。他甚至還曾經在費城的哈尼曼醫學院理事會任事過。他是**赫林醫師Dr. Constantine Hering**（1800—1880）一位親近的朋友，柯霍醫師並是赫林醫師的護柩者之一。

雖然柯霍醫師移居到美國，而他自己也可以用英文敘述和寫作，但他可能仍然請商母語爲英文的達爾文或其他人幫忙，以便能夠作出最精確的翻譯。可惜的是，他的鉅作卻從未以英文出版。

雖然達爾文個人的經驗，與身爲順勢療法病人身分之重大成功經驗，但達爾文卻從未公開表明他在順勢療法方面的受益。又儘管他個人使用順勢療法的劑量在植物方面所做的實驗，他也從未在其公開的著作中引用「順勢療法的homeopathic」這個用語。儘管上述行爲可能令人感到驚訝，但達爾文決定避免提及順勢療法，乃是他個人生存策略的一個重要部分。和其他本書敘及的西醫師或科學家們的故事中，說明了那些對於這個引起爭論的，但是非常有效的醫療科學與藝術，只要表達出即使僅具稍微正面評價的西醫師和科學家們，就可能發生悲慘的下場。

威廉・奧斯勒爵士Sir William Osler, MD

　　威廉・奧斯勒爵士（1849－1919）通常被稱爲現代醫學之父。出生於加拿大，在麥基爾大學McGill University取得醫學學位，之後在倫敦、柏林和維也納進一步深造，並於1874年返回加拿大，並加入了麥基爾醫學院。1884年時，他成爲賓州大學的教授，1889年時他成爲約翰霍普金斯Johns Hopkins Hospital的主任醫師，並在1893年成爲約翰霍普金斯的醫學教授。奧斯勒的著作書籍《臨床醫學The Principles and Practice of Medicine》在接下來的四十年中，繼續成爲臨床醫學的標準教科書。1905年時，他也受聘爲牛津大學Oxford University的醫學欽定講座教授。牛津大學在當時是英語世界中，具有最高聲望的醫學界職位。

　　在奧斯勒告別美國的醫療生涯時，他說道：

　　　　我們的順勢療法的弟兄們並非看似在沉睡：相去甚遠的是，他們卻是清醒的，他們當中有許多堅定的人，對於疾病科學的研究視爲重要性……。一想到這麼多良善的人，卻離群索居，就令人感到痛苦，而這乃是醫學專業的優秀分子所爲。最初始的嚴重錯誤來自於我們——與我們的弟兄們因極微量而爭論，這是最不明智和最不聰明的事情了。

　　《時代雜誌 Time magazine》在奧斯勒於1919年去世之前，報導說，奧斯勒甚至表達了他對順勢療法及其始祖山姆・哈尼曼

的高度尊崇，奧斯勒說道：「再也沒有任何人比山姆‧哈尼曼在醫學領域上有過更多更好的貢獻。」註29。

梅寧哲醫師
Charles Frederick Menninger, MD

梅寧哲Charles Frederick Menninger，MD （1862—1953）和他的兒子Karl Menninger，MD，成立了知名的梅寧哲Menninger診所。這是一家國際間聲譽頗高的精神健康診所，最初成立地點在堪薩斯托皮城。梅寧哲醫師也是位順勢醫師，也是他在當地的順勢醫學院之負責人。他同時也是順勢醫學期刊中多篇發表文章的作者。在這些文章當中有一篇，他有力地寫道：「順勢療法相較於其他任何一個醫學系統或學校而言，是完全可以滿足本時代的醫療需求的。」他進一步說道：「如果我們想要達到最佳的醫療效果的話，在我們求助於任何其他的治療方式之前，我們要先用盡所有順勢療法的治療方式。」

在另一篇文章中，他還宣稱道：

順勢醫療法則若要達到所有數學學理上的要求，並非是件容易之事。而求助於「一般法則」卻很容易。但結果又會是何等的不同呢！順勢療法證實了非常好的治療法則，「以同治同」法則（拉丁文為：*similar similibus curentur*），而這是上帝給予受到疾病摧殘的人們最偉大之恩惠，相對而言其他療法就如同撒哈拉沙漠的貧瘠果實一般（Menninger，1896，317—318）。

在這篇文章的後面部分中，他進一步說道：「我發現了順勢療法開給處方的成功元素，因為順勢療法注意相關資料的最新研究內容，忠實的寫下所有病例的症狀，並寫下單一藥劑的最小劑量之效果。」

顯而易見的是，梅寧哲不只是一位順勢醫師而已；他還可以被稱為是位「哈尼曼派的順勢醫師」。

就像許多其他順勢醫師及病人的傳記著作一樣，在梅寧哲的傳記著作中，也以存有偏見和認知不足的方式，報導了他的順勢療法訓練與行醫。例如，在溫司洛Walker Winslow的《梅寧哲傳 The Menninger Story》中即敘述說，梅寧哲終於與他的宗派劃清界線，才在1898年時，終被地方醫學會County Medical Society接受成為全職會員。那些不喜歡順勢療法的人稱順勢醫師們為一個「宗派」是蠻典型的，就好像是某種宗教分支派一樣。應該進一步了解的是，梅寧哲可能曾經加入當地的醫學會，而這就像許多順勢醫師試圖去作的一樣，以取得與分享醫學新知以及通過試驗的醫療心得。

不過，他是1902年的美國順勢醫學會American Institute of Homeopathy 的順勢藥典Materia Medica Section主席，他也是至少直到1908年為止，都是美國順勢醫學會的按時付費會員。溫司洛稱許梅寧哲醫師終其一生中，「當在有需要時，從沒有過因為遲疑而未使用順勢醫療藥物。」但是就像許多與順勢療法為敵的史學家一樣，但溫司洛忽視順勢療法，且對梅寧哲醫師對於順勢醫療藥物的熱情與使用之資訊，絕少敘及。

約瑟森博士
Brian Josephson, PhD（1940—）

約瑟森博士是位以其年僅22歲時所完成的研究，而贏得1973年諾貝爾物理學獎的人。他目前在劍橋大學擔任教授，並是該所大學的凝聚態理論Theory of Condensed Matter研究團隊之「心物合一計畫mind—matter unification project」的計畫主持人。

約瑟森為回應一篇《新科學人雜誌New Scientist》（1997年10月18日）時，寫道：

> 關於您對順勢療法的相關說法之評論：您的批評聚焦於在重複稀釋的溶劑中所溶解的超微而幾近於零的分子。但此主張與所討論的問題根本無關，因為順勢醫療藥物的提倡者，其實不是將順勢醫療藥物的療效歸功於水中的分子，而是歸功於水的結構之變化。

> 不具洞悉力的分析可能會提出，作為液態性質的水，不可能具有照片可能會要求的結構。但情況是當液態的結晶物，像一般的液體流動時，可以在超越肉眼能夠看到的距離以外，維持著有秩序的結構，此顯示出這樣的思考方式乃是具有其局限性的。就我所知的範圍之內，並不存有在這個特殊的層面也納入考量後，任何對於順勢療法的反駁還繼續成立的。

> 另一個議題，是相關於由法國班弗尼斯特Jacques Benveniste的同事湯姆斯Yolène Thomas和其他人所主張

的現象，此現象根據實驗所確立，並被了解爲「水的記憶」（memory of water）。如果這是成立的，那麼將會比順勢療法本身具有更重大意義，而他將會證明現代科學團體的局限的眼光，他們與迅速著手測試該主張背道而弛，而其唯一的回答乃是將這些主張草率拒絕。

約瑟森博士對於水結構的評論，已被最近的研究證實，Roy, et al., 2005材料科學系的教授群和一位MD/PhD順勢醫師，共同撰寫了一篇重要的技術性水結構之基礎科學研究的論文。這些傑出的科學家描述製作順勢醫療藥物的過程，如何改變水質，並將水轉變爲醫療藥物 ，並使水與單純的水或淡水有所不同。順勢醫療藥物製作中，不可或缺的一環之震盪過程，也被了解爲會產生泡沫和奈米泡沫，並進而改變水的壓力與結構。

約瑟森博士接受了《新科學人雜誌》（2006年12月9日）的專訪，《新科學人雜誌》請他評論他是如何成爲一位非傳統想法的擁護者。他回答道：

> 我有次參加了法國免疫學家班弗尼斯特Jacques Benveniste的會議，他首次提到，他在水對於一旦溶解在其中的複合物會有記憶之發現，而這可能可以解釋爲順勢療法是如何產生作用的。他的發現引起了科學家們強烈而非理性的反應，我因爲他受到如此不好的對待，而留下深刻印象。

約瑟森博士繼續描述今日有多少的科學家們，都有著「病態的不相信pathological disbelief」，此意謂著，他們維持著一個不科學的態度，而且這還具體表達在下列陳述中，「即使他是眞實的，我也不相信。」

　　上述過去兩百年來最備受尊崇的科學家與物理學家的故事本身，即已代表了順勢醫療藥物效果的有力證據之一部分。當您在這些重要的個人經驗中，再加入基礎科學與臨床研究的大量且持續成長的證據，應該就能夠也可以斷言，只有那些狹隘的不科學的心靈，才會假定順勢醫療藥物只有或主要是安慰劑效應而已。

◆本章參考文獻

1 . Behring, A. E. von. Moderne *Phthisiogenetische und Phthisotherapeutische: Probleme in Historischer Beleuchtung*. Margurg: Selbsteverlag des Verfassers, 1905.

2 . Bier, A. What Shall Be Our Attitude Toward Homeopathy? *Homeopathic Recorder*, December 15, 1925, XL（12）:529–567.

3 . Bradford, T. L. *The Life and Letters of Samuel Hahnemann*. Philadelphia: Boericke and Tafel, 1895.

4 . Bradford, T. L. *The Logic of Figures or Comparative Results of Homoeopathic and Other Treatments*. Philadelphia: Boericke and Tafel, 1900, pp. 112–146.

5 . Bradley, J., and Depree, M. A Shadow of Orthodoxy? An Epistemology of British Hydropathy, 1840–1858, *Medical History*, 2003,

47:173–194.

6 . Burkhardt, F., and Smith, S. （eds.）. *The Correspondence of Charles Darwin.* Cambridge: Cambridge University Press, 1985.

7 . Burkhardt, F., ed. *Charles Darwin's Letters: A Selection* （1825–1859）. Cambridge: Cambridge University Press, 1996.

8 . Campbell, A. K., and Matthews, S. B. Darwin's Illness Revealed, *Postgraduate Medicine Journal,* 2005, 81:248–251.

9 . Casanova, P., and Gerard, R. *Bilan de 3 annees d'etudes randomisees multicentriques oscillococcinum/placebo, oscillococcinum rassegna della letterature internationale.* Milan: Laboratoires Boiron, 1992, pp. 11–16.

10 . Clarke, J. C. *Homoeopathy Explained.* London: Homoeopathic Publishing Company, 1905.

11 . Coulter, H. L. *Homeopathic Influences in Nineteenth Century Allopathic Therapeutics.* St. Louis: Formur, 1973.

12 . Coulter, H. L., *Divided Legacy: A History of the Schism in Medical Thought..* Berkeley: North Atlantic Books, 1973, volume III, p. 39.

13 . Coulter, H. L. *Divided Legacy: A History of the Schism in Medical Thought.* Volume IV: Twentieth–Century Medicine: The Bacteriological Era. Berkeley: North Atlantic Books, 1994.

14 . Cushing, H. W. *Life of Sir William Osler.* London: Oxford University Press, 1940, p. 171.

15 . Darwin, C. *Insectivorous Plants.* New York: D. Appleton & Co., 1875.

16. http://pages.britishlibrary.net/charles.darwin3/insectivorous/insect_fm.htm

17. Darwin, F., ed. *The Life and Letters of Charles Darwin*. New York: D. Appleton & Co., 1903. (It is interesting to observe how various biographers of Darwin dealt with his longtime and serious illness and his treatment. Many simply ignored it. One placed the quote from Darwin about his skepticism of homeopathy as though he said it several years after treatment, when, in fact, it was said during his first month of treatment. See Keynes, 2002, 169.)

18. Dean, M. E. *The Trials of Homeopathy*. Essen, Germany: KVC, 2004.

19. Dean, M. E. An Innocent Deception: Placebo Controls in the St. Petersburg Homeopathy Trial, 1829–1830, *Journal of the Royal Society of Medicine*, July 2006, 99:375–376.

20. Dearborn, F. *Encyclopedia of 20th-Century Technology* (2 vols.) . New York: Routledge, 2005.

21. Desmond, A., and Moore, J. *Darwin*. New York: Warner, 1992.

22. Enstram, C. H. Non-surgically yours, *Homeopathic Recorder*, December 1953, 69 (6) . (This piece was read before the Bureau of Surgery, Gynecology and Obstetrics, IHA (International Hahnemannian Association) , in July 1953.)

23. Everest, Rev. T. R. *A Popular View of Homeopathy*. New York: William Radde, 1842.

24. Ferley, J. P., Zmirou, D., D'Admehar, D., et. al. A Controlled

Evaluation of a Homoeopathic Preparation in the Treatment of Influenza–like Syndrome, *British Journal of Clinical Pharmacology*, March 1989, 27:329–335.

25. Fishbein, *M. Medical Follies*. New York: Boni & Liveright, 1925.

26. Grosvenor, P. C. Darwin and the Barnacle: The Story of One Tiny Creature and History's Most Spectacular Scientific Breakthrough（review）, *Perspectives in Biology and Medicine*, Autumn 2004, 47（4）:624–626.

27. Hahnemann, S. Cause and Prevention of the Asiatic Cholera, from *Archiv. F. hom. Heilk*, XI, 1831.（Also published in Hahnemann, *Lesser Writings*. New York: William Radde, 1852, p. 758.

28. Hahnemann, S. *Organon of the Medical Art*（edited and annotated by W. B. O'Reilly）. Palo Alto: Birdcage, 1996.（This book has been translated many times over the years; this edition is considered the best translation.）

29. Josephson, B. D., Letter, *New Scientist*, November 1, 1997.

30. Jurj, G. Quiet At Koethen, *Simillimum*, Winter/Spring 2007, 20:27–42.

31. Jütte, R. Personal communication, March 29–30, 2006.

32. Keynes, R. *Darwin: His Daughter and Human Evolution*. New York: Riverhead, 2002.

33. Koop, C. E. *Koop: The Memoirs of America's Family Doctor*. New York: Harper, 1992.

34. Menninger, C. F. The Application as Well as the Similar, *Transactions of the American Institute of Homeopathy*, 1896, pp. 317–324.

35. Menninger, C. F. Some Reflections Relative to the Symptom-atology and Materia Medica of Typhoid Fever, *Transactions of the American Institute of Homeopathy*, 1897:427–431.

36. Neng, H. Homoeopathy in Germany during the Last Ten Years, *Homoeopathic Recorder*, January 1930, 45, 1.

37. Osler, Sir W. *Unity, Peace and Concord—A Farewell Address to the Medical Profession of the United States*. Oxford University Press, 1905:12–13. （Osler was also once quoted to say: "No one will deny that as many patients recover under homeopathic treatment as recover under any form of treatment." See the Robins listing, below, page 59.）

38. *Oxford Dictionary of National Biography*. Oxford: Oxford University Press, 2004.

39. Papp, R., Schuback, G., Beck, E., et al. Oscillococcinum in Patients with Influenza–like Syndromes: A Placebo Controlled Double–blind Evaluation, *British Homeopathic Journal*, April 1998, 87:69–76.

40. Quammen, D. *The Reluctant Mr. Darwin: An Intimate Portrait of Charles Darwin and the Making of His Theory of Evolution*. New York: W. W. Norton, 2006.

41. Rothstein, W. *American Physicians in the Nineteenth Century*. Baltimore: Johns Hopkins University Press, 1985.

42. Roy, R., Tiller, W. A., Bell, I., and Hoover, M. R. The Structure of Liquid Water: Novel Insights from Materials Research; Potential Relevance to Homeopathy, *Materials Research Innovations*,

December 2005, 9（4）:577–608..

43 . Ruddick, J. *Death at the Priory: Sex, Love and Murder in Victorian England*. New York: Atlantic Monthly Press, 2001.

44 . Shephard, D. E. *Preserving the Heritage of Canadian Anesthesiology: A Panorama of People, Ideas, Techniques and Events*. Saint–Laurent, Quebec, Canada: Abbott Laboratories, 2004.

45 . TAIH, *Transactions of the American Institute of Homoeopathy*. Chicago: Publication Committee, 1902.

46 . TAIH, *Transactions of the American Institute of Homoeopathy*. Chicago: Publication Committee, 1908.

47 . Vickers A. J., and Smith, C. Homoeopathic Oscillococcinum for preventing and treating influenza and influenza–like syndromes, *Cochrane Review*, The Cochrane Library, 2005, Issue 4.

48 . Von Hoffman, N. The Father of Homeopathy, *Washington Post*, July 21, 1971.

49 . Winslow, W. *The Menninger Story*. New York: Doubleday, 1956.

50 . Winston, J. *The Faces of Homoeopathy*. Tawa, New Zealand: Great Auk, 1999.

第六章

舞台劇、影視名星
均在順勢療法中領銜主演

為數眾多的早期與現代影視名人使用並讚揚順勢醫療藥物，但有點令人驚訝的是，至今尚未有一部重要影片將他們的經驗拍攝出來。或許這只是早晚的問題而已。

莎拉・伯恩哈特
Sarah Bernhardt（1844—1923年）

是位法國舞台劇演員，伯恩哈特後來並成為十九世紀最知名的電影女星。伯恩哈特的舞台劇生涯開始於一部喜劇與滑稽的戲劇，不過她後來被譽為重要的戲劇演員。繼她在歐洲大紅大紫後，伯恩哈特在美國也迅速出名。

伯恩哈特於1900年時，在《哈姆雷特的角鬥 Le Duel d' Hamle 》之無聲電影中扮演哈姆雷特，並成為無聲電影的開創性演員。她總共參與了八部動畫影片和兩部傳記影片之演出。莎拉・伯恩哈特在1914年榮獲法國榮譽軍團勳章（France's Legion of Honor），後來葬於巴黎的Père Lachaise墓園，順勢療法的始祖哈尼曼也葬於這個知名墓園中。莎拉・伯恩哈特也在靠近好萊塢之好萊塢星光大道（Hollywood Walk of Fame）鑲有一個星形獎章。

經常被稱爲伯恩哈特女士的她，不僅只堅持自己使用順勢療法治療，就連對她的演員團隊也是一樣。可以確認此項事實的是，在一次**James Ward, MD**（1861—1939）[註30]醫師的順勢療法演說中，他展示了莎拉‧伯恩哈特的順勢醫療藥物之醫藥箱。值得注意的是，所有醫藥箱中的醫療藥物都是非常高勢能的順勢醫療藥物（1M到CM）。如此高勢能的醫療藥物通常只由眞正的順勢醫師專家所用，因此，這暗示著莎拉‧伯恩哈特若非本身對於順勢療法有非常深的認識，就是她時常與專業的順勢醫師接觸，並藉由該順勢醫師的幫助，而爲伯恩哈特自己及其演員團隊開給醫療藥物。

小道格拉斯‧範朋克Douglas Fairbanks, Jr., KBE, DSC（1909—2000）

　　是位美國演員，並是位二次世界大戰被授與極高勳銜的海軍軍官。他以在諸多電影中演出要角而成名，這些電影包括了《古堡藏龍The Prisoner of Zenda》，《古廟戰茄聲Gunga Din》和《辛巴達Sinbad the Sailor》。他是道格拉斯‧範朋克Douglas Fairbanks （1883—1939）的兒子。道格拉斯‧範朋克是另一位在許多無聲電影中，如《蒙面俠蘇洛The Mark of Zorro》，《三劍客The Three Musketeers》和《羅賓漢Robin Hood》中演出，充滿冒險和刺激的重要角色而知名。小道格拉斯‧範朋克是位誠懇健壯的男士，他享年90歲。他的太太同時也是其三個女兒的母親，在他們居住於英國時，都帶他們的孩子去給順勢療法的醫師看。

其中一位女兒因爲非常喜歡這樣的經驗，還成爲了專業的順勢醫師，並且與一些重要的國際級順勢療法教授們，藉著在舊金山灣區籌辦會議，而積極提倡順勢療法。

瑪琳黛德麗
Marlene Dietrich（1901—1992）

是位德裔女演員、表演家和歌唱家。她初試啼聲的演出是在第一部歐語片電影《藍天使The Blue Angel》。之後，她又演出了好幾十部影片，其中包括了好幾部經典電影，如《洗冤錄Witness for the Prosecution》，《歷劫佳人Touch of Evil》和《紐倫堡大審Judgment at Nuremberg》。

1999年一部名爲《Marlene》音樂劇在百老匯上演。這部音樂劇中有一幕，被《紐約時報 New York Times》將瑪琳黛德麗描寫爲「這位好朋友送了順勢醫療藥物給龐畢度Georges Pompidou」（龐畢度是這部音樂劇時期的法國總統）。

瑪琳黛德麗的個人醫師爲在紐約受到高度尊崇的順勢醫師Elizabeth Wright Hubbard，MD（1896—1967）。她並是第一位被選爲美國順勢醫學院American Institute of Homeopathy院長的女性，她並且多年連續擔任的《順勢療法紀錄者 Homoeopathic Recorder》的編輯，後來更成爲美國順勢醫學院期刊的編輯。

凱薩琳．麗塔瓊斯
Catherine Zeta—Jones（1969年—）

　　是位奧斯卡金像獎Academy Award得主的威爾斯女星。她在《蒙面俠：蘇洛The Mask of Zorro》和安東尼奧班德拉斯Antonio Banderas一起領銜主演後，立即在國際間一舉成名。在此片中，她被視爲銀幕上最漂亮的女人之一。從那時候開始，她便在許多重要的影片中主演，其中包括了《將計就計Entrapment》，《天人交戰Traffic》，《美國甜心America's Sweethearts 》，《芝加哥 Chicago 》，《眞情假愛Intolerable Cruelty》，《航站情緣The Terminal》和《瞞天過海Ocean's Twelve》。她並以在2003年演出的《芝加哥》贏得奧斯卡獎最佳女配角獎。

　　美國極受歡迎的雜誌《娛樂周刊Entertainment Weekly 》（2003年2月21日），在她拍攝《芝加哥》時，專訪了凱薩琳．麗塔瓊斯，專訪文章中寫道：

> 　　請向凱薩琳．麗塔瓊斯《芝加哥》音樂劇拍攝現場的最好朋友——山金車Arnica問好。這位朋友並非一位女性友人，而是一種順勢療法的植物性醫療藥物。而凱薩琳．麗塔瓊斯和山金車這兩個朋友，在這部使人殘廢與障礙重重的拍攝中，彼此結爲親密好友。「當我擦了山金車後，疼痛就不見了。我持續好幾個月一直擦拭這個粘粘的東西。它還可以化瘀。」

凱薩琳・麗塔瓊斯和其他重要的舞者與明星運動員一樣，是位極其讚賞山金車的人。

珍・西摩兒
Jane Seymour, OBE （1951—）

　　是位英國裔的美籍女·明星，以電視系列《實習醫生Dr.Quinn, Medicine Woman》（1993—2001）而成名。她最早取得國際注意之作是007龐德系列電影《生死關頭Live and Let Die》中的Solitaire角色。在此之後，她並在許多電影中演出，新近的成功之作為2005年的喜劇《婚禮終結者The Wedding Crashers》。在1999年的新年除夕時，珍・西摩兒由女王伊莉莎白二世聖諭冊封大英帝國勳章OBE （officer of the Order of the British Empire）的勳銜。

　　珍・西摩兒儘管生活在高科技的醫學時代，但她保養得宜的祕訣，事實上更接近於她主演的角色Dr. Michaela Quinn，所會使用的開創性治療。西摩兒的姊妹在英國是位順勢醫師，西摩兒及其家人（她育有六個子女）對於順勢療法所能提供的療法極為讚賞。她告訴一位記者說：「當我拍攝《實習醫生》時，我使用我的姊妹給我們的順勢療法的藥箱以進行自我療癒，在整個拍攝期間中從沒有缺席過一天。」我希望電影製作人能夠看到這段內容，因為電影製作人可以藉著鼓勵他們的男女演員使用順勢醫療藥物來幫助維持健康──並可以持續工作，從中節省許多經費。

　　《實習醫生》這個電視節目的故事發生於1867年。女主角

Michaela Quinn醫師，從波斯頓醫學院畢業，並在科羅拉多開始行醫。當時在波斯頓唯一接受女性的醫學院是New England Female Medical College，此是一所順勢療法的醫學院。1873年時，這所醫學院與另一所順勢療法的醫學院，也就是波斯頓大學合併。諷刺和可惜的是，這個電視節目的編劇和製作人並不十分了解順勢療法，並適當的呈現出該女醫師如何開給順勢醫療藥物。取而代之的是，在電視節目上，她廣泛地使用草藥 。

在真實生活中，珍也使用草藥和順勢醫療藥物。就像她的網站中所主張的，「我目前最喜歡的是山金車，這是個可以化瘀和消除腫脹的順勢醫療藥物。」她也公開表示她對於治療感冒的順勢醫療藥物歐斯洛可舒能Oscillococcinum之喜愛。珍的夫婿James Keach（1947—），是位受到尊崇的演員和製作人，他的新作為《為你鐘情Walk the Line》，這部關於鄉村歌手強尼凱許Johnny Cash的影片並且贏得獎項，他同時也是順勢療法和自然療法的支持者。

凡妮莎・威廉斯
Vanessa L. Williams（1963—）

是位葛萊美獎Grammy—winning得主的美國女歌星和演員，她並是首位當選美國小姐的非洲後裔。她有兩張達到「黃金」銷售數量的唱片，她並贏得1989年有色人種民權促進協會NAACP的Image award獎項。她也參與了許多影片和百老匯的音樂劇之演出，並以在音樂劇《拜訪森林Into the Woods》被提名為東尼獎

中的最佳女主角。在2006年時，她開始演出電視節目《醜女貝蒂 Ugly Betty》。

　　凡妮莎‧威廉斯是位四個孩子的母親，並是個公認喜愛閱讀之人（書蟲）。威廉斯小姐在懷孕期間，熱切閱讀相關於出生以前的照護，和作為母親和擔任父母角色的書籍。她是位素食主義者，並使用全方位（holistic）之醫療藥物，來治療她孩子們的耳朵發炎與尿布疹。在2005年Iparenting Media將她選為該月最佳母親之後，她說道：「醫師作了他的診斷之後，我再使用順勢療法和草藥的書籍。」威廉斯小姐結合了多種不同的醫療方式，來治療她的小孩和她自己，經常是西醫、順勢療法、草藥和營養學的方式兼容並蓄。

米高肯恩Michael Caine（1933—）

　　是位贏得兩座奧斯卡獎項的男演員。他也贏得三座金球獎和紐約影評人協會獎。2002年時，倫敦的《時代雜誌》報導說：「事實上，他比同年齡的大部分男性都還要健康；正當這樣的評論無遠弗屆時，他卻出落得比以往都還要更加健康。他的腰圍縮減為合理的32吋，戴著眼鏡，搭配著棕褐色中挑染著銀色光澤的頭髮，他的造型如同《The New Yorker》上會看到的「傑出人物」的廣告一樣。他自己則說：「我只是想要能夠儘可能的長壽一些。我細心照料自己。戒了煙。白天時段完全不再喝酒。我服用很多順勢醫療藥物和維他命。我每天步行4英里。」在哪裏走呢？「在我的花園四周。」這樣不會覺得無聊嗎？「不會，在自己的土地上面走，從來不會覺得無聊。」

托比麥奎爾Tobey Maguire（1975—）

　　是美國一位一鳴驚人的超級英雄電影中之男主角。這些電影包含《蜘蛛人Spider—Man》和許多其他電影，如《心塵往事Cider House Rules》，《奔騰年代Seabiscuit》。麥奎爾事實上在《蜘蛛人第二集》中，幾乎因為片中許多吊鋼絲的場景所引起的背痛與發炎，而差點退出表演，幸虧順勢療法解救了他。據一位朋友所言：「托比以前對於另類療法抱持著高度懷疑的態度，但現在他則是名符其實熱愛另類療法之人 — 此就如同蜘蛛人一樣為熱心之士。」

奧蘭多布魯Orlando Bloom（1977—）

　　是位英國男演員，在《魔戒》電影中主演弓箭手勒苟拉斯Legolas而聲名大噪。之後，他又在許多重要的影片中擔任主角，並為演藝事業墊定良好根基。這些影片包括《神鬼奇航》、《特洛伊》、《依麗莎白小鎮》和《王者天下》。他的合作演員娜歐蜜哈里斯Naomie Harris（1976—）告訴英國的時尚雜誌《Vogue》說：「我在前往洛杉磯的班機中不小心感冒，並開始失聲。我在各場次拍攝的空檔間無法說話，只能比手劃腳，奧蘭多一直帶順勢醫療藥物來給我，他真的是非常好。」

1. Augustin, M., et al. Long–term Adjuvant Treatment of Primary Intermediate to High–Risk Malignant Melanoma, *Arzneim.– Forsch./Drug Research*, January 1, 2005.

2. Bock, P. R., Misletoe improves tolerability of breast cancer treatment by Nancy Walsh, *Family Practice News.* February 1, 2003. （A multicenter study showed that mistletoe extract, as a concurrent medical treatment, can increase the tolerability of conventional cancer treatment, improve patient quality of life, and lengthening tumor free survival.）

3. Bock, P. R, et al. Mistletoe Complementary Treatment in Patients with Primary Non–metastatic Breast Cancer, *Arzneim.–Forsch./ Drug Research*, October 1, 2004.

4. Brantley, B. All That Dazzles Is Not Dietrich, However Real She Looks （theatrical review）, *New York Times*, April 12, 1999.

5. Celebrity Sick Note Psoriasis. *Sunday Mirror,* December 1, 2002.

6. Copley News Service, Pamela Anderson, April 11, 2004.

7. Iparenting Media. Vanessa Williams: Mom of the Month, October 18, 2005. http://iparenting.com/mom/1101.htm

8. Nikkhah, R. My Regime: A Bounce in the Garden Peps Me Up, *The Daily Telegraph*, November 1, 2005.

9. Perry, G. Praising Caine, Times （of London）, November 24, 2002. Available at www.timesonline.co.uk/tol/life_and_style/ education/student/article1181065.ece

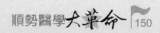

第七章

音樂家
為順勢療法而歌頌

在極盡精密的層次上而言，音樂、科學、大自然和療癒乃是互相連結的。因此過去兩百來，許多最偉大的音樂家，也曾經探索並體驗了順勢醫療藥物無法聽見、看見，但卻效力十足的奈米劑量，而此一點也不令人感到驚訝。

貝多芬Ludwig van Beethoven（1770—1827）

被公認為音樂史上最偉大的作曲家。他出生於德國波昂，貝多芬在二十多歲時移居維也納，並向Joseph Haydn拜師學習音樂。在1800年左右，他開始出現耳鳴、耳朵中有噪音和聽力喪失。引起貝多芬耳聾的原因至今仍然未知，有些專家們將之歸因於梅毒、其父親的嘔打、鉛中毒、傷寒或最近的理論耳硬化。

貝多芬也經歷過嚴重的腸胃病症和嚴重頭痛，他甚至因為希望減輕疼痛，而拔掉好幾顆牙齒；下巴長膿瘡；復發型的風濕性疼痛；經常性的心律不整。而此並在《月光、悲愴、熱情、告別鋼琴奏鳴曲Opus 81a，Les adieux》中均曾加以詮釋。

歷史學家非常幸運能夠找到貝多芬收發信件的豐富收藏和他的《對話錄》，以及當貝多芬無法聽到聲音時，用來與他人溝通的書寫紙本。在這份書面資料中，有相關於貝多芬與順勢療法

的資料。爲大家所熟知的是，貝多芬在1820年和1826年間的醫師是位維也納大學的生物學教授－布朗厚福醫師Dr.Braunhofer。貝多芬的侄子卡爾描述到，布朗厚福醫師也因「追隨醫學風潮」而開給貝多芬順勢醫療藥物。布朗厚福醫師也建議進行飲食上的調整，包含禁除酒類、咖啡和香料。布朗厚福提醒貝多芬說，「順其自然而活live according to nature。」

1825年4月末，貝多芬的腸子發炎，5月時他還吐血。原本醫師開給他的處方並沒有奏效，貝多芬的侄子抱怨說，他被要求爲貝多芬準備特定餐點，其中一個規則是貝多芬的中餐只吃牛排。多處資料均認同這個治療使貝多芬得以繼續作曲，貝多芬並在1825年七月時完成了一首四重奏（String Quartet in A Minor, Op. 132）。1825年八月時，貝多芬寫信給他的合作夥伴和之前的傳記作家Anton Schindler，他在信中說道：「我的醫師救了我，因爲我以前再也無法作曲，但是現在我可以作曲了，而作曲可以幫助我和緩許多問題。」

貝多芬非常讚揚布朗厚福醫師，因此作了兩首（在總共四十三首卡農當中）卡農來向他致敬：the Four－Part Canon in C Major（WoO 189, "*Doktor, sperrt das Tor dem Tod*" － "Doctor, bar the gate to death, notes save from distress"）和Canon in Two Parts in C Major（WoO 190, "*Ich war hier, Doktor*" － "I was here, Doctor."）[註31]。

貝多芬在一生當中，向非常多的西醫師求助，並將這些西醫師稱爲「醫學白癡」。像貝多芬一樣的音樂家，像歌德一樣的偉大文學家，以及其他更多創作藝術的偉人，也加入政治領導者[註32]和德國人富有階級的行列，亦即他們也前往向順勢療法的醫師

求診，並前往水療和自然療法中心。

　　1826年2月初，一位貝多芬的小提琴朋友暨老師的Ignaz Schuppanzigh（1776—1830）註33，向貝多芬保證說，布朗厚福醫師醫術精湛，更有甚者的是他告訴貝多芬，他們共同的那位親近且具有自信心的朋友Nikolaus Zmeskall，之前為痛風所苦，現在則對順勢療法相當熱切。

　　1826年2月末，布朗厚福醫師為貝多芬治療痢疾和痛風，在那個時候他勸貝多芬不要喝咖啡，因為長期而言，咖啡對貝多芬的胃部和神經系統都不好，即使咖啡的刺激作用可能可以帶給貝多芬舒緩。布朗厚福醫師開給一個順勢療法劑量的*Cinchona officinalis金雞納樹*，其中的主要成分為奎寧，貝多芬並在稍後表達了他從這位醫師治療中所受益的療效，進行感謝之意。

　　雖然貝多芬移居到離布朗厚福醫師行醫地點的維也納300英里遠，但每當這位作曲家到維也納旅行時，還是會去向布朗厚福醫師求診。當貝多芬要求布朗厚福來他的居住地為他治療時，布朗厚福謝絕了，他說這樣的旅行距離實在太遠。有些史家提及貝多芬並未聽從這位醫師對貝多芬在1826年戒酒的建議，而因此在醫師與病人之間製造了一些緊張。如果根據貝多芬1827年死於肝硬化的事實來看的話，布朗厚福醫師建議貝多芬戒酒其實蠻有道理的。雖然有研究貝多芬的學者們說，貝多芬並不是一位「酗酒之徒」，貝多芬雖然很喜歡佐餐酒，但是喝的量很少，只不過不想戒掉而已。

　　值得一提的是，雖然奧地利君主在1819年宣佈順勢療法為不合法，且在這位君主於1835年去世時，順勢療法還是不合法，但是順勢療法還是由一小群優秀的，且受到高度尊崇的醫師們，甚

至是神父們所使用。其中Dr. Matthias Marenzeller是維也納醫療團隊的團長，他便是順勢療法的主要提倡者，還有在維也納知名的St. Stephens Cathedral之牧師 Father Veith（1787—1877）也是一樣。

順勢療法在1820年時相當受到讚賞，甚至對抗拿破崙Napoleon的奧地利聯軍統帥Schwarzenberg王子，在前往德國萊比錫的途中，也曾向順勢療法的始祖山姆·哈尼曼醫師求診[註34]。

另一個貝多芬和順勢療法的關聯是，在貝多芬去世兩天後，**哈特曼Franz Hartmann**醫師造訪了貝多芬的家，並取得這位知名作曲家的一個髮夾[註35]。哈特曼醫師是舒伯特和舒曼以及其太太克萊爾（煩請詳參下述）的一位親近朋友。

帕格尼尼
Nicolo Paganini（1782—1840年）

是義大利知名作曲家。有些人視帕格尼尼為史上最偉大的小提琴家。帕格尼尼是順勢療法的始祖山姆·哈尼曼醫師之病人。帕格尼尼就像他當時代的許多人一樣，飽受西醫療法治療之苦。哈尼曼沒有辦法幫助他，但注意到帕格尼尼因為早期使用汞的治療（可能由於在早年被診斷出得到梅毒所造成的），而造成牙齒全部掉落，他的嘴巴已經潰爛，而且下顎骨也長了膿瘡。

在選擇一種醫療藥物時，哈尼曼考量了帕格尼尼的個人習慣和外表。在許多帕格尼尼的生活故事中，均顯示出帕格尼尼是位非常節約之人。他出了名的會不斷的殺價，並且購買二手的衣

服。一旦他買了衣服後，就會一直穿這些衣服，而且不斷縫縫補補，並強調說「舊衣服就如同老朋友一般。」這些故事對順勢醫師而言深具意義，因爲這可以幫助說明爲何哈尼曼開給帕格尼尼硫磺Sulphur這個順勢療法的醫療藥物[註36]。

　　由於帕格尼尼的相貌堂堂及其知名度，在在使得女人對他趨之若鶩。哈尼曼醫師也開藥給帕格尼尼爲其進行治療，但過後不久，哈尼曼醫師很快地發現帕格尼尼和他年輕的太太**美樂玲 Melanie Hahnemann**太過熟絡了，於是哈尼曼便停止爲這位小提琴家－作曲家治療。在帕格尼尼去世後，在他的遺物中找到一封寫給美樂玲的情書。

蕭邦Frédéric Chopin（1810—1849）

　　是位波蘭籍的作曲家，並是位對於鋼琴最具有深遠影響力的音樂家。

　　在1840年代間，法國和英國有一半的人口感染了肺結核，其中有三分之二的感染者死亡。當蕭邦因感染到肺結核生病時，蕭邦及其當時的愛人，亦即法國小說家和女權主義者**喬治桑George Sand**（aka Amandine—Aurore—Lucile Dupin，1804—1876），一起向求順勢醫師**莫力醫師Dr. Jean Jacques Molin**（1797—1849）求診。這位醫師並成爲蕭邦最信任的醫師。莫力醫師兩度被選爲法國的順勢醫學會Society of Homeopathic Medicine理事長。蕭邦宣稱莫力醫師擁有「使我重新站起來的祕密」。在1847年的酷寒多天中，蕭邦更讚頌莫力醫師拯救了他的生命。

史特琳Jane Stirling

是蕭邦的學生，也是蕭邦致贈兩首以她而命名的曲目之人。史特琳是位高度推崇順勢療法的人士，她並是在蕭邦旅行期間，提供使蕭邦得以安全無虞的順勢療法醫療的舉足輕重之人。史特琳想要帶蕭邦到蘇格蘭和英格蘭開演奏會與收新學生，但是蕭邦因爲潮濕天氣可能使他的情況惡化而排拒。相悖於蕭邦原本的正確判斷下，他啓程前往愛丁堡，並在濃霧迷漫中抵達。在史特琳周密思慮下，一位波蘭籍的順勢醫師Dr．A．Lyszcynski在火車站等候著，以提供蕭邦在這次造訪時的順勢療法治療。然而，由於蕭邦寓所的天氣和潮濕情況，使得蕭邦的健康狀況產生惡化。

當蕭邦一返回巴黎時，他又悲傷的發現其順勢醫師莫力已經去世。他轉向另外兩位順勢醫師Dr．Roth 和Dr．Leon Simon求診，以接受順勢療法治療，但蕭邦對這兩位醫師的治療都不甚滿意。接下來蕭邦只好求助於正統療法的治療，不過也無法得到適當的舒緩。蕭邦得年39歲。死後葬於Père Lachaise墓園，這也是山姆·哈尼曼所安息的同一個墓園。

舒曼Robert Schumann（1810—1856）

是位德國作曲家和鋼琴家，並被視爲十九世紀上半期浪漫樂派最知名的音樂家之一。有些現代的歷史學家提出舒曼得了梅毒，不過相關於這個診斷是有爭論的。然而，就連這個診斷的懷

疑論者，也認為舒曼的慢性病症狀和舒曼於47歲的早逝，很可能即是因為過度攝取汞（十九世紀時梅毒的治療用藥）所致。舒曼曾向哈尼曼的一位同事Dr. Franz Hartmann醫師求診，但並未被治癒。不過這並未阻撓舒曼尋求其他順勢療法的治療。之後，他尋求另一位順勢醫師Wolfgang Muller的治療，他判斷舒曼病症為藥物中毒。

舒曼的夫人克萊爾舒曼Clara Wieck Schumann（1819—1896）也是位知名的鋼琴家和作曲家。事實上，她還被認為是十九世紀第一位女性音樂家。克萊爾是哈尼曼醫師及其夫人在巴黎的私交。她並在1839年時，於巴黎為哈尼曼醫師取得醫師文憑的六十周年慶表演。克萊爾的父親維克Friedrich Wieck （1785—1873），是位著名的德國鋼琴家和聲樂老師，而當維克和哈尼曼醫師兩人都住在萊比錫時，維克並成為哈尼曼的病人與朋友。

華格納Richard Wagner（1813—1883）

是位德國的作曲家和指揮家，主要以其歌劇而聞名。他最知名的曲目含括了《Tristan and Isolde》，《Parsifal》和《Der Ring des Nibelungen》，一般被稱為《指環系列》，上述曲目在今日仍於世界各地定期演出。華格納對於電影主題曲的運用，對於許多二十世紀的電影配樂有著深遠的影響，尤其是John Williams的《星際爭霸戰Star Wars》。甚至美國的製作人Phil Spector的wall of sound也深深受到華格納音樂的影響。

華格納於1839年3月，在其青澀的26歲年華時染上傷寒。華格

納在他的自傳中寫道，這是在劇院老闆Karl von Holtei堅持要他在已經覺得生了病後，還要在冰冷的劇院中指揮音樂所引發的。

> 傷寒就是後果，這場傷寒讓我衰弱至極，以致於Holtei聽到我的情況時，據說還在劇院談到，我最好都不要在再繼續指揮了，我幾乎完全是「瀕臨死亡」。此時，偉大的順勢醫師Dr. Prutzer，重新賜予了我康復與生命。

儘管這個經歷的重要性，但耐人尋味的是，在瀏覽了十二部華格納的傳記著作後，發現只有一本傳記中記載了這個經驗（Watson，1979）。我們若思及華格納出生時間，僅隔父親死於梅毒六個月，因此推論如果華格納無法受到順勢療法治療的照顧，就不可能作出他在音樂上的貢獻，並非誇張的說法。

雖然普羅大眾尋求的是西醫治療，但華格納和許多受過高等教育與社會精英分子，尋求的卻是順勢療法和自然療法。即使有些人苛責華格納使用的是「江湖術士療法」，不過他在其一生當中所使用的自然療法，卻使得他雖然經歷過許多健康上的難關，但仍然得以享壽69歲。眾所皆知的是，華格納常常去水療中心，而華格納的醫師之一乃是嚴苛批評當時西醫書籍《The Doctor》的Dr. Ernst Schwenninger醫師[註37]。

在華格納晚年時期，他寫了《帕西法爾Parsifal》（1882），在故事中主角運用了順勢療法的主要原則，來引發療癒機制。帕西法爾是保衛聖杯的騎士團團長安佛塔斯Amfortas的故事。這些騎士也負責保衛耶穌在十字架上受到傷害的刀劍。但

是這把刀劍被偷竊，安佛塔斯隨後也為這把刀劍所傷。安佛塔斯病了很久，直到Parsifal最後將該刀劍找回，並使用這把刀劍來治療安佛塔斯。該使用引起傷害的物質來治療傷害之運用，乃是順勢療法中「以同治同」原則的經典隱喻。

曼紐因
Sir Yehudi Menuhin（1916─1999）

是位猶太裔美籍小提琴家、中提琴家和指揮家。他成年時期大部分都在英國渡過。他在三歲時便開始拉小提琴，並在年僅7歲時，即參與舊金山交響樂團的演出。二次世界大戰時，他為Armed Forces表演了超過500場的音樂會，此使得他被冊封 French Legion of Honor and Croix de Lorraine；the Belgium Ordre de la Couronne and Ordre Leopold；the Order of Merit from West Germany；和 the Order of the Phoenix from Greece的勳銜。此外，他還得到超過五十項殊榮，其中包括了Royal Philharmonic Society's Gold Medal；the Cobbett Medal；the Sonning Prize （來自哥本哈根）和伊莉莎白女王二世所聖諭冊封的榮譽騎士（英國頒給非英國屬民的最高榮譽）之勳銜。

曼紐因曾因表演和旅行過度勞累，引起了生病，所以他開始練瑜珈、冥想和使用順勢醫療藥物。後來曼紐因並成為英國最重要的順勢療法機構—哈尼曼醫學會的榮譽主席。

在1988年初，我寄了一本我寫的關於順勢療法的書給曼紐因。他回信說：

順勢療法因其全人治療的微妙、慎重與高效應，以及我所認識的一些施行順勢療法的卓越人士而吸引著我。就我而言，這是個個人的喜好，正如同我嘗試著避開所有的醫師，又如同很少人有這份承諾一樣，而這是因爲我發現這個世界在今日的世代中，那麼多時候都用於處理著尺碼、大規模和數量，並總是一直爲更大規模與更大數量而努力。似乎扮演著主導的心態，乃是達到一個以更大的規模來克服更小的規模。而這當然是不具意義的，就如同任何會思想的人們都知道的，因爲這根本不適用於人類的生活。許多我親近的人士，均曾受惠於順勢療法。

　　他還以非常簡潔的方式，更加公開的表達：「順勢療法乃是極少數的醫學思維當中百益而無一害的一種。」紐曼因爵士進一步認知到，順勢療法的存續並非容易之事，因爲順勢療法在超過100年以上，都必須要禁得起已確立的醫療方式之攻擊。」

拉維香卡Ravi Shankar（1920－）

　　是位熟習錫塔爾琴（sitar）的孟加拉一印度音樂家。他在將古典印度音樂引進西方文化方面，扮演著一個影響深遠的角色。Shankar 並因成爲披頭四的喬治·哈里森Beatle George Harrison的錫塔爾琴老師而成名。

　　拉維香卡也對順勢療法非常推崇，他不僅只在他的居住地尋

求順勢療法治療，就連在他音樂會表演的旅途中也是如此。一位在一場演奏會治療他的波斯頓醫師曾說，他不禁注意到拉維香卡對周遭事物非常之開放，而他對所有另類醫學中最特別喜愛的即是順勢療法治療。

蒂娜透娜Tina Turner（1939—）

經常被譽為搖滾天后，她是位美國的流行、搖滾和靈魂歌手，並且還贏得七座葛萊美獎。她在好萊塢星光大道上鑲有一個星形獎章，並擁有被列入Rock ＆ Roll Hall of Fame的殊榮。

難以想像的是，這位有權力的女性，在1970年代初期，曾因為被診斷出得到肺結核而想要豎旗投降。她起先接受西醫治療，但是問題依舊，直到她找了英國順勢醫師沙曼Chandra Sharma，MD。蒂娜並將沙曼醫師視為她的醫師和朋友。沙曼於1986年逝世時，蒂娜在其自傳中寫道：「我對他的思念之情是溢於言表的。」蒂娜也寫道：「幸運的是，他的兒子Rajandra是其門徒，並將繼承其衣缽。」。

1985年的《Vogue》雜誌報導了，蒂娜長期以來對於順勢療法和佛教的興趣：「Tina Turner看起來像三十五歲，她的皮膚毫無瑕疵。她並未剝奪自己的快樂。晚餐時她也會啜飲著葡萄酒，不會節食，也不吃維他命。當她覺得有壓力時，就會向順勢醫師求診」。在她的自傳中，她寫道：「生命中的快節奏使我感到疲勞，並讓我改變飲食，但順勢療法拯救了我。感謝我的順勢醫師，為我找回了健康，並總是願意為我服其勞。」

保羅 · 麥卡尼
Paul McCartney（1942—）

　　他的正式名字爲Sir James Paul McCartney，MBE。爲大家所熟知的，他是披頭四的一員。後來，保羅 · 麥卡尼成爲Wings的負責人。他是位英國的歌手、音樂家和歌曲創作者。金氏世界紀錄將他列爲流行音樂史上最成功的歌曲創作者。他到目前爲止，總共創作或共同創作了超過五十首排行榜前十名的歌曲，同時升數不盡的音樂藝術家與管弦樂隊，均曾錄製過他的歌曲。

　　保羅的第一任妻子琳達Linda Eastman（1941—1998），在1975年時爲他的夫婿引介素食主義。她並是位好幾本暢銷的素食食譜之作者。琳達有次在1992年的專訪中說道：「我們從沒有去任何地方，是不帶著我們的順勢醫療藥物的。而我們也經常使用順勢醫療藥物—這對於保羅來說也是如此」。

　　琳達開始對順勢療法產生興趣，是在當有次有位朋友弄斷手臂時，琳達便對順勢醫療藥物的迅速恢復效果感到印象深刻。但是一直要到她自己得了扁桃腺炎時，她才眞正親身體驗到順勢療法的療效。她原本被開給一個療程的抗生素，但那僅只提供短時間的療效而已。之後，她去請一位順勢醫師醫治。不只她的症狀很快消失，而已未再復發。她說道：「少了順勢療法，我們眞的束手無策。」遺憾的是，琳達於1998年死於乳癌。

喬治·哈里森
George Harrison（1943—2001）

　　也是大家所熟知的披頭四的一員。他是英國重要的吉他手、歌手、歌曲創作者，唱片製作人和電影製作人。哈里森爲披頭四所創作和所演唱的專輯《lead on》中之歌曲包括了，《If I Needed Someone》；《Taxman》；《While My Guitar Gently Weeps》；《Here Comes the Sun》；和《Something》。在披頭四解散後，他創作了十一張專輯，其中包括最受到喜愛的《All Things Must Pass》。哈里森在2004年時，更以個人藝術家的身分，獲得被列入Rock & Roll Hall of Fame的殊榮。

　　哈里森也是電影製作人，其中包括了重要影片Monty Python的《The Life of Brian》；和 《Time Bandits，Withnail and I》與《Mona Lisa》。

　　哈里森對於印度音樂和印度教的興趣，點燃了國際間對東方音樂和信仰的火花。他並在1971年8月1日時，爲孟加拉舉辦了首度大規模的慈善音樂會。

　　在1992年時，於順勢醫學和阿育吠陀醫學（Ayurvedic medicine）的醫師沙門Dr. Chandra Sharma的倫敦辦公室中，喬治·哈里森接受了專訪。沙門醫師也醫治Pink Floyd和The Police的團員，以及爲數眾多的重要搖滾歌星。

雪兒Cher（1946—）

　　是位如假包換的表演者。這位歌手和演員成就了眞正的偉大女歌手時期。雪兒贏得了一座葛萊美獎（1999年）、一座奧斯卡獎（1989年）、三座金球獎（1974年、1984年和1989年），和一座艾美獎（2003年）。雪兒是位跨時代銷售成績最爲傲人的歌手。她總共錄製了三十四張專輯，其中七張和她的前任丈夫合作，二十七張爲個人專輯和八張精選輯。她所參與演出的電影中，包括了《The Witches of Eastwick》、《Moonstruck》、《Tea with Mussolini，Mermaids，Silkwood》和《Mask》。杜沙夫人蠟像館在1992年爲雪兒打造一尊眞人大小的雕像，並將其列入歷史上最美麗的五位女性之一。

　　1987年時雪兒因爲濾過性病毒的疾病，因而變得很衰弱。此疾病並因此演變爲慢性疲勞與多次肺炎的發生。雪兒因此無法工作長達兩年之久。雪兒說道：「我試了一般西醫的治療，但是都苦無功效。醫師們都說所有的疾病都來自於我的腦海中。人們認爲我已經瘋了。」之後，雪兒決定嘗試不同的治療方式：「我轉向一位印度錫克教徒的順勢醫師求助，這幾乎是病急之下亂投醫。他開始使用植物性的順勢療法的東西和維他命療法。許多醫師其實都不相信這些東西。但在四個月之內，他就讓我重新站起來，並得以再次出發。」

　　除了尋求這位佚名的印度錫克教徒醫師之醫治外，雪兒也尋求法國順勢醫師Dr．Marcel Dinnet的治療。根據知名的專欄作家Liz Smith，Dr．Dinnet醫師被報導說在洛杉磯擁有10,000位的忠

實病人，病人中還包括了約克公爵夫人沙拉佛格森Sarah Ferguson 和伊莉莎白泰勒Elizabeth Taylor。

雪兒在看到政府砍掉該城市5800萬英磅（大約1億美金）的醫療預算之電視新聞報導後，她保證將會支持Glasgow Homeo-pathic Hospital。她計劃捐贈美金24,000，並希望藉此拋磚引玉，捐助現金以使醫院能夠繼續運轉。該醫院每年治療500位住院病人。此醫院的工作人員和病人，尖銳批評政府因為醫療和經濟上的原因而刪減醫療預算。他們宣稱關閉這所重要的自然醫學醫院，將會使Greater Glasgow Health Board付出更高的醫療代價。雪兒進一步表示：「我並不十分了解，這究竟意謂著什麼，但是我已做好準備，並願意做出任何可以有助益之事」。

維多利亞·貝克漢
Victoria Beckham （1974—）

綽號為「Posh」，為前辣妹合唱團團員， 她嫁給了足球金童貝克漢。維多利亞告訴媒體說，她對瑜伽和順勢醫療藥物特別感興趣。順勢醫療藥物對於這個目前育有三子的明星家庭助益良多。

1. Albrecht, T. *Letters to Beethoven and Other Correspondence*. Vol. 3: 1824–1828. Lincoln: University of Nebraska, 1996.

2. Atwood, W. G. *The Parisian Worlds of Frederic Chopin*. New Haven: Yale University, 1999. （See also www.chopin–society.org.uk/ article.htm.）

3. Beatles Ireland. www.iol.ie/～beatlesireland/harrison/inter-views/georgeinterview1.htm

4. Beethoven, L. van. *Briefwechsel Gesamtausgabe*, Band 6, 1825– 1827. Munchen: G. Henle, 1996.

5. Beethoven, L. van. *Ludwig van Beethovens Konversationshefte*, Band 8, Heft 91–103. Leipzig: VEB Deutscher four Musik, 1981.

6. Belon, P., Banerjee, P., and Choudhury, S. C. Can Administration of Potentized Homeopathic Remedy, Arsenicum album, Alter Antinuclear Antibody （ANA） Titer in People Living in High–Risk Arsenic Contaminated Areas?: I. A Correlation with Certain Hematological Parameters, *Evidence–Based Complementary and Alternative Medicine*, March 2006, 3 （1） :99–107.

7. Collins, S. The man who wants to make Tina Turner live until she's 120, *Sunday Mirror*, November 7, 1999.

8. Donaldson, J. The International Trumpet Guild, 1999 Confer-ence. www.trumpetguild.org/conferences/conference99/friday/ f14a.htm

9. Glew, J. "We couldn't cope without homeopathy," *Health and Ho-*

moeopathy, Summer 1992, 6–7.

10 . Greene, J. M. *Here Comes the Sun: The Spiritual and Musical Journey of George Harrison*. Hoboken, N. J.: John Wiley and Sons, 2006.

11 . Haehl, R. *Samuel Hahnemann: His Life and Work*（2 vols.）. London: Homeopathic Publishing Co., 1922（reprinted New Delhi: B. Jain）.

12 . Handley, R. *A Homeopathic Love Story*. Berkeley: North Atlantic Books, 1990.

13 . Hayden, D. Pox: *Genius, Madness, and the Mysteries of Syphilis*. New York: Basic Books, 2003.

14 . Hellenbroich, A. In Celebration of Ludwig van Beethoven's 225th Birthday, *Fidelio*, Winter 1995.

15 . *In Style*, November 2004.

16 . Khuda–Bukhsh, A. R., Pathak, S., and Guha, B. Can Homeopathic Arsenic Remedy Combat Arsenic Poisoning in Humans Exposed to Groundwater Arsenic Contamination?: A Preliminary Report on First Human Trial, *Evidence–Based Complementary and Alternative Medicine*, December 2005, 2（4）ı537–548.

17 . Kindred Spirits, *Daily Telegraph*, August 12, 1989.

18 . Linde, K., Jonas, W. B., Melchart, D., et al. Critical Review and Meta–Analysis of Serial Agitated Dilutions in Experimental Toxicology, *Human and Experimental Toxicology*, 1994, 13:481–492.

19 . Mai, F. *Diagnosing Genius: The Life and Death of Beethoven*. Montreal: McGill–Queen's University, 2007.

20 . Maretzki, T. W., and Seidler, E. Biomedicine and naturopathic healing in West Germany: a historical and ethnomedical view of a stormy relationship. *Culture, Medicine and Psychiatry*, December 1985, 9,4:383–421.

21 . Orth, M. Tina, *Vogue*, May 1985, p. 318.

22 . Plant, D. *Kepler and the Music of the Spheres*. www.skyscript.co.uk/kepler.html

23 . *Rolling Stone*, What Happened to Axl Rose—The inside story of rock's most famous recluse, May 11 2000.

24 . Schweisheimer, W. Beethoven's Physicians, *Musical Quarter*, 1945, 31:289–298.

25 . Sloan, B. Cher's Ward Rage: Exclusive Star's Fury Over Bid to Close Scots Homeopathic Hospital, Sunday Mail, May 16, 2004.

26 . Smith, K. British Pop Greats Go On Tour Together for the First Time, Associated Press, June 1, 2004.

27 . Smith, L. Fergie Told She'll Lose a Fast 50 Pounds, *San Francisco Chronicle*, November 17, 1988.

28 . Turner, T. *I, Tina*. New York: Avon, 1986.

29 . Ullman, D. *Homeopathic Family Medicine*. Berkeley: Homeopathic Educational Services, 2007. （This is a comprehensive and regularly updated review and description of clinical research in homeopathy. Available as a one–time download or as a subscription from www.homeopathic.com.）

30 . Wagner, R. *My Life, Volume I*. New York: Dodd, Mead and Com-

pany, 1911.

31 . Watson, D. *Richard Wagner: A Biography.* New York: McGraw Hill, 1979.

32 . Wilkerson, M. *Amazing Journey: The Life of Pete Townshend.* Lulu Press, 2006. （This specific story was told to Q Magazine's David Cavanaugh in January 2000.）

第八章

藝術家與時尚大師
順勢療法之主領風騷

卓越的藝術是亘古永恒，而甚至能夠超越我們的文化之上的。但相對而言，時尚在時間的洪流中，僅只是植基於某一特定文化上的轉瞬間之事。儘管這種藝術有著形式上的不同，但過去200年來，許許多多最重要的藝術家與時尚大師們，均肯定了順勢療法這個藝術與科學，或至少肯定他們從中所得到的醫療效果。

梵谷
Vincent Willem van Gogh（1853—1890）

是位荷蘭的後印象派畫家，他被視爲藝術史上最爲偉大的畫家之一。他的弟弟西奧Theodorus（1857—1891）是位畫商。1886年當他們居住在巴黎時，西奧扮演了一個重要的角色，並介給許多印象主義畫家給梵谷，這些印象主義的畫家包括了莫內Claude Monet；雷諾瓦Pierre—Auguste Renoir；竇加Edgar Degas和畢沙羅Camille Pissarro。

梵谷時常陷入深度憂鬱，並有著許多生理病痛。從1889年5月到1890年5月，他並在精神病院中渡過。出院後，梵谷移居到離他弟弟頗近的巴黎近郊奧維（Auvers—sur—Oise）小鎮。梵谷

的朋友和藝術家同僚畢沙羅熱情地建議梵谷應該去看以順勢療法和折衷方式行醫的**嘉舍醫師Dr. Paul Gachet**（1828－1909），嘉舍醫師也爲許多藝術家治療，而且自己本身還是位業餘藝術家（Distel and Stein，1999）註38。

　　在很短的時間內，梵谷和嘉舍醫師便結爲朋友。梵谷並和嘉舍醫師有了緊密的聯繫。梵谷並寫道：「我找到嘉舍醫師這位朋友……他就像是位新的兄弟一般，因爲我們雙方在身心方面都如此的相似」。

　　1890年6月時，梵谷畫了一幅嘉舍醫師的畫像。一個月後，才年僅37歲的梵谷便舉槍自盡，且於兩天後身亡。成千上百個醫師和藝術史家們均試圖診斷出梵谷的病症，而目前也存在著數十個版本，其中包括了精神分裂症、躁鬱症、梅毒、畫作顏料中毒和顳葉癲癇。上述的診斷病情，都會因爲梵谷生活的其他面向而加劇，例如梵谷鐘愛苦艾酒、營養失調、有過度工作的傾向和失眠。在2005年11月份所發行的《病理學和實驗室藥物的文獻 Archives of Pathology and Laboratory Medicine》中，Paul L. Wolf, MD提出了一個全新而會激起爭端的假設，此即梵谷如何因爲喝苦艾酒，而可能使其因爲疾病、藥物和化學物質的因素，造成梵谷眼睛的變黃與視力提昇。苦艾酒的製作成分是艾草屬植物，苦艾酒含有相對高劑量的側柏酮，這是一種神經性毒素。這個理論相當有意思，且提供了一個梵谷的疾病如何影響著他的畫作顏色之可能性解釋。不論梵谷嚴重之健康問題到底爲何，很顯然地他向嘉舍醫師求診的時間點都爲時已晚，以致於這位傑出的藝術家無法來得及被解救。

　　由於嘉舍醫師對許多當時代的藝術家們的支持，使倫敦的

《時代雜誌》將嘉舍醫師譽為「印象主義和後印象主義的未在詩歌裏歌頌過的教父」。著名的藝術家莫內、雷諾瓦、塞尚和高帝耶，全部都給嘉舍醫師治療過。許多藝術家有時候也以他們自己的畫作來支付醫藥費，而嘉舍醫師因為喜愛與支持藝術，因此也都欣然接受。此外，嘉舍也醫治過許多影星和音樂家。

雖然嘉舍醫師為莫內或高帝耶醫治的效果不詳，但是大家都知道嘉舍醫師在1882年照管了雷諾瓦的肺炎之恢復情形，而雷諾瓦活到了1919年。塞尚也對嘉舍醫師的治療讚賞有加，因此塞尚還帶了他的太太和小孩去請嘉舍醫師看診[註39]。

嘉舍醫生師承於蕭邦的順勢療法醫師，莫力醫師[註40]。

100百年之後在1990年時，梵谷的畫作嘉舍醫師之畫像，以當時代畫作中的最高價格8250萬美金，賣給了一位日本的工業家（之後，畢卡索的畫作《Garcon à la Pipe》以1億410萬的美金賣出）。

畢沙羅Camille Pissarro（1830—1903）

是眾所皆知的印象主義之父。他鐘情於描繪法國的鄉村生活，尤其是田野的風情和工人，以及蒙馬特（Montmartre）（巴黎的小山丘和社區）。畢沙羅教導塞尚、高更和其他人畫畫。雖然畢沙羅並沒有被視為法國最優秀的印象主義畫家，但他仍被公認為印象畫家理論的概念論者。

畢沙羅在1865年於他的父親過世後，很快地對於順勢療法產

生了一份熱愛。畢沙羅的母親Rachel生病了好幾個月,因此畢沙羅請嘉舍醫師為她治療。醫治效果迅速而又非常良好,因此使得畢沙羅和她的母親兩人均對順勢療法與嘉舍醫師終身信實。畢沙羅甚至自己也成為非醫療專業的順勢醫療藥物之開給者。

　　畢沙羅極為欣賞嘉舍醫師,以致於移居到可愛的巴黎近郊奧維小鎮,也就是嘉舍醫師行醫與畫室的所在之地[註41]。梵谷和好幾位當時代的重要畫家,跟隨嘉舍醫師到這個古樸的法國小鎮。嘉舍醫師自己也變成一位熱情的雕刻家,雖然他的作品及不上這群朋友作品之精湛水準,但嘉舍醫師仍舊樹立起不錯的藝術家身分之口碑。這幾位印象主義畫家的另一個興趣是,他們開始在嘉舍醫師的畫室,以醫師的版子創作銅版畫。塞尚在此創作了一幅Guillaumin的銅版畫,和數幅醫師太太為他在花瓶中插好的花的作品。嘉舍醫師是第一位購買塞尚畫作之人。

　　就是畢沙羅推薦梵谷去給這位順勢醫師嘉舍醫治的,即使嘉舍的治療對於梵谷的疾病已經為時已晚。畢沙羅鼓勵許多人去尋求順勢療法的治療。畢沙羅在寫信給他一位患有憂鬱症的記者、小說家與戲劇作家之朋友Octave Mirbeau時說道:「你對順勢醫療藥物沒有信心真是太可惜了。說實在的,我親愛的朋友,我相信你將可以擊退這些意志消沉、氣餒和對所有事情的厭倦……真是非常的可惜,我這樣告訴你是因為我對此深具信心。」

　　畢沙羅死於1903年,並葬於巴黎的Père Lachaise墓園,(蕭邦、山姆哈尼曼醫師也都在此墓園長眠)。儘管畢沙羅生前賣的畫作微乎其微,但其近期所畫出的畫作價格則幾乎達到四百萬美金。

高更
Eugène Henri Paul Gauguin（1848—1903）

是位重要的後印象主義畫家。如同梵谷一樣，高更也經歷過多次的憂鬱低潮，甚至還一度自殺。高更的畫作極少賣出，但有些畫作仍舊達到如3920萬美金之高價。

有些傳記作家推論高更患有梅毒。高更在1892年時前往大溪地的Papeete之軍醫院，並在那裏被診斷出心臟患有梅毒，並被開給順勢療法劑量的*洋地黃digitalis*。

1872年時，高更移居到奧維小鎮，在此他的鄰居畢沙羅將他介紹給塞尚和Armand Guillamin。他也認識了莫內、雷諾瓦和幾位今日較不知名的畫家。

當嘉舍醫師年輕時，常和現在舉世聞名的藝術家和詩人們去巴黎的咖啡店。這些人包括了Jean Désiré Gustave Courbet（法國寫實主義運動的領袖），馬奈Édouard Manet（法國藝術家，扮演了印象主義和寫實主義運動間的橋樑）和波特萊爾Charles Pierre Baudelaire（十九世紀最深具影響力的詩人）。嘉舍醫師在當塞尚嘲笑馬奈的大師級畫作《奧琳皮雅Olympia》為「小孩子的遊戲之作」時也在場。嘉舍醫師購買了這幅畫作，並在後來於1874年的印象主義畫家展覽中，將該畫作出借以進行展覽，此再度展現了嘉舍醫師對於藝術作品的精準眼光。在馬奈四十多歲時，他染上了梅毒，當西醫師因為馬奈長了壞疽，而建議他進行腿部截肢時，嘉舍醫師曾極力反對該截肢手術。馬奈也在截肢十一天後死亡。嘉舍醫師的座右銘是「醫治人們、繪畫和熱愛藝術」。顯而易見的是，他過了一個圓滿的人生。

安東尼‧高第‧柯內特
Antoni Gaudi（1852—1926）

是位西班牙建築師，他的風格舉世無雙。他主要在巴塞隆納工作，並創立了一種可比擬為新藝術或現代主義（modernism）的發展形式。他的許多建築都像是雕塑的結構，當中有許多更有著未來主義的哥德式風格。因為飽受慢性風濕病之苦，而使高第成為真正的素食主義者，並且定期使用順勢醫療藥物。

卡爾‧拉格斐
Karl（Otto）Lagerfeld（1938—）

普遍被公認為二十世紀與本世紀初，最具影響力的時尚設計大師。他因著與時尚界名牌合作而成名，其中包括了Chloe、Fendi和Chanel。1980年代早期時，他創立了自己跨足香水與時裝的品牌Lagerfeld。他也在重要藝術家的時裝設計上扮演重要角色。

拉格斐也因他有一度身體出現戲劇性的轉變而出名，當時他在一年之中體重減輕了80磅（36公斤）。他與在巴黎大學任教的巴黎順勢療法醫師Jean—Claude Houdret，MD，合著了《The Karl Lagerfeld Diet》。這本書在歐洲和亞洲銷售了好幾十萬本，該書在2005年中期並於美國出版。儘管書中的食療內容頂著知名設計師的光環，但內容其實是Dr. Houdret醫師之作。這個食療也稱

爲Spoonlight Program（湯匙纖），特徵是低碳水化合物、低脂和低熱量的食物，這明明白白是法式風格之作。（編按：這名醫師曾在2010年，親自跨海來台灣控告熊姓藝人侵犯其商標。）

拉格斐在過去好幾年由另一位法國順勢醫師Pierre Richand，MD治療，並與其合作。這位醫師畢業於Faculté de Medicine in Paris and the Faculté des Sciences 。

沙宣Vidal Sassoon（1928—）

是1960年代中期最具影響力的髮型設計師之一，他的影響至今仍存。沙宣被視爲現代髮型設計的開創者，並且是一家是在許多商業美髮造型產品領域中的重要公司。他有一次告訴一位記者說，他將自己年輕的外表與毅力歸功於順勢醫療藥物和自然的食物。

◆本章參考文獻

1. Burgess, C., and Phruksachart, M. Auvers–sur–Oise: Revisiting Vincent van Gogh, *Paris Voice*, May 24, 2006.

2. Distel, A., and Stein, S. A. *Cézanne to Van Gogh: The Collection of Doctor Gachet*. New York: Metropolitan Museum of Art, 1999.

3. Finn, K. Crawford Struts into Skin Care, Gale Group, November 12, 2004.

4. Ghent, J. Sassoon Steps Back, Switches Gears, *Oakland Tribune*, March 10, 1983.

5. Jerry Hall, *The Times*（London）, December 8, 1999.

6. Hayden, D. *Pox: Genius, Madness, and the Mysteries of Syphilis*. New York: Basic Books, 2003.

7. Negro, F. E. *Grandi a Piccole Dosi: La Parentesi Omeopatica di Vite Famose*. Milano: Franco Angeli, 2005.

8. Petkanas, C. Karl Lagerfeld's Weird Weight–Loss Diet, *San Francisco Chronicle*, May 29, 1992.

9. Pissarro's Letter to Mirbeau. January 10, 1892, in Volkmar, K. F. A Natural Order: Observation and the Four Seasons, *Art Criticism*, 1998, XIII（1）:22–40.

10. Raymond, C. Jade Jagger, *The Mirror*（London）, September 17, 1997.

11. Robinson, W. The Curious Case of Dr. Gachet, *Artnet*, May 17, 1999.

12 . Roe, S. *The Private Lives of the Impressionists*. New York: Harper Collins, 2006.

13 . Sparenborg–Nolte, A., and Nolte, H. Dr. Paul Ferdinand Gachet: Van Gogh's Late Physician, A Disciple of Hahnemann? *Allgemeine Homöopathische Zeitung*, 2005, 250（2）:200.

14 . Temple, Jack （obituary）. *The Telegraph* （London）, February 2, 2004. Available at www.telegraph.co.uk/news/main.jhtml?xml=/news/2004/02/20/db2001.xml & sSheet=/portal/2004/02/20/ixportal.html

第九章

政治家與和平締造者
以生命和健康來投票

　　至少有十一位美國總統接受過順勢療法治療，或藉著政治行動來表達他們對於順勢療法治療的支持。不過，這當中的每一位都因為政治因素，而對自己太過投入順勢療法治療的發展，而大為氣餒。雖然在十九世紀時，美國和歐洲的高等教育人士以及富有階級皆使用順勢療法，但在醫療領域中順勢療法仍然屬於一個少數的學派。政治家在表達他們對於順勢療法的興趣與支持時，必須異常小心，尤其是因為美國與歐洲正統醫師們及其所屬機構，對於順勢療法與順勢醫師的反對聲浪異常強大。

　　除了美國與歐洲的國家領袖以外，其他國家的領袖也特別表達了他們對於順勢療法的興趣，其中包括了亞洲和南美洲，不過在這些地區中，對於順勢療法的反對聲浪並非如上述地區中幾乎達到非理性的程度。

　　下述發生於亞伯拉罕・林肯的國務卿（Secretary of State）威廉・西華德William Seward的事件，是一個典型的故事。此故事例示了傳統西醫師對於非西醫的治療方式及其提供者之態度與行動。

威廉・西華德
William Seward（1801—1872）

是林肯最親近的政治顧問之一，他也是位順勢醫學的提倡者。在林肯被暗殺的那個晚上，西華德也在反對北軍的多人暗殺行動中被刺傷[42]。拜美國的衛生局局長Joseph K. Barnes，MD醫師之醫治，而使西華德幸運逃過一劫。不過因為西華德的私人醫師是位順勢醫師，而且因為美國醫學協會AMA有一個諮詢順勢醫師或醫治順勢療法的病人，均屬違反道德之規定，Dr. Barnes醫師因此被AMA的副理事長指責其醫療的提供（Haller，2005，192）[43]。

亞伯拉罕・林肯（1809—1865）

自己本身曾表示出他對於順勢醫學的濃厚興趣。在1854年林肯被選為總統之前，他被聘僱為律師，以準備幫一所在芝加哥的順勢醫學院之執照核發提出立法提案。因為芝加哥為創立於1847年的美國醫學協會之總部，此醫學會成立的部分原因乃為阻止順勢療法之成長。林肯的任務頗為艱鉅。但是，許多芝加哥最卓越的公民和政治家們，都加入了被提議的Hahnemann Medical College基金會，其中包括了芝加哥的市長；兩位國會議員；一位伊利諾州的州代表；一位芝加哥的市議員；西北大學的共同創辦人；聯邦鐵道的創辦人；和幾位同時是醫師的順勢醫師[44]。雖

然反對聲浪極為強大，但是林肯還是成功地為該所順勢醫學院取得了執照。

今日在伊利諾大學的皮耳森博物館中，有十九世紀醫師的診所和藥局之展覽。其中含括了伊利諾州的Diller Drug Store of Springfield醫師的順勢醫療藥物藥箱。這些展覽上並寫著亞伯拉罕·林肯是位藥局常客，並是位固定使用順勢醫療藥物之人。

林肯除了選定西華德作為他的國務卿外，其多位重要顧問也都是順勢療法的擁護者。1861年11月1日時，林肯任命喬治·麥克萊倫Major General George Brinton McClellan（1826—1885）作為南北戰爭的北軍統帥。但是在12月底時，麥克萊倫得到了傷寒，因而無法進辦公室執行公務。在麥克萊倫生病的第一周時，兩位順勢醫師從紐約抵達，以醫治這位生病的將軍和他也一樣生病的岳父和部屬統領Randolph B. Marcy。麥克萊倫聘僱順勢醫師的決定實具有特殊意義，因為將軍本身來自一個傑出的西醫師世家[註45]。

雖然生了重病，但是麥克萊倫還是活力十足，並下達命令給部下，同時還布署軍隊的移動與軍備品之運輸，每週與總統開會一次，發布軍事法庭判決書，甚至還嘉獎軍官們。在元月2日時，他看起來好很多，隨後於很短的時間之後，他又精力無窮。此後，麥克萊倫又繼續活了二十三年。

雖然順勢療法成功治療了北軍統帥，但是1862年元月時，軍醫院委員會還是拒絕順勢醫師在軍醫院中服務，且爭論說同意這樣的要求，無異將各種自稱具有醫療專業的江湖術士和吹牛者均引堂入室。

傷寒在南北戰爭期間所引起的死亡人數，比美西戰爭期間子

彈所引起的死亡人數還要多。儘管順勢療法於十九世紀的中期和末期，由於成功對抗了多種的感染性疾病，其中包括了傷寒的流行病，因而在美國和歐洲廣為普及，但是順勢療法與順勢醫師所遭受的反對聲浪，仍舊使得政府法規規定順勢醫學院畢業的學生不得在軍醫院任職。

在康乃狄克州，有幾位「非正統」的醫師為州長提供醫療服務，州長也接受了，但是北軍的總部卻將他們排拒，而取代以聘僱匆忙畢業於耶魯大學的人士[註46]。

儘管北軍對於順勢醫師有嚴格的限制，但南軍則不然。事實上，北軍的李將軍（General Robert E. Lee）夫人的醫師即為順勢醫師Alfred Hughes, MD[註47]。至少有一次李將軍本人生病，也是服用順勢醫療藥物。

幸好反對聲浪在第一次世界大戰時沒有那麼嚴重；將近2000位的順勢醫師任職為軍中醫官。甚至美國的紅十字會中也設有順勢療法的醫院單位。

為大家所知的是，林肯任命了多位順勢醫師為他的政治官員。例如1863年時，他任命了一本順勢療法與外科的書籍作者**Dr. J. G. Hunt**，作為尼加拉瓜的領事。林肯更簽署一項法案，正式授與總統任命北軍的醫療部門，含括任命順勢醫師之權利。但是，傳統西醫師強烈主張，他們無論如何都無法與順勢醫師共事，因此在軍隊醫療上製造了更多新的困難。

雖然林肯周遭都是順勢療法的提倡人士，但這些人也無法以其機智來有效保護順勢醫學。林肯有一次還稱順勢療法為「鴿翅下的影子醫學」（medicine of a shadow of a pigeon's wing）。

有件重要而值得一提的事是，在林肯夫人Mary Lincoln

（1818—1882）生命中晚期的個人醫師爲來自芝加哥的順勢醫師與外科醫師Dr. Willis Danforth[註48]。廣爲人知的是，在林肯被暗殺後，她的兩個孩子也相繼去世，一個在11歲（1862年），另一個在18歲（1871年），林肯夫人就爲嚴重的憂鬱症所苦。

林肯夫人成爲林肯不動產的唯一繼承人，而她在隨後歲月揮霍無度的花費與不尋常的行爲，令她的兒子羅勃憂慮不堪，以致於在1874年時，他試圖使她被宣告爲精神失常，並將她送到精神病院。而她的順勢醫師Danforth也作證確認她的精神失常，因爲他觀察到林肯夫人具有「精神錯亂」與發生幻覺的情況。林肯夫人於是被送進精神病院，但仍可在院子中自由活動，三個月後便從精神病院中出院。

最近的研究也揭露林肯夫人患有梅毒，這或許能夠幫助解釋她瘋狂的精神狀態。

何塞・德・聖馬丁
José Francisco de San Martín （1778—1850）

是阿根廷、智利和西班牙裔的祕魯人之解放運動領導者。1810年時，在與西班牙作戰之前，他從西班牙的法國拿破崙一世監獄中被釋放，然後旅行到倫敦，他提倡整個美洲（北美與南美）之獨立運動。在倫敦時，他認識了由哈尼曼所支持的革新性之順勢療法原則，並將之視爲至寶。在他隨後的解放戰爭中，在率領軍隊穿越安地斯山脈的戰爭途中，他都隨身帶著一個順勢醫療藥物的藥箱。

班哲明．狄斯雷利
Benjamin Disraeli（1804—1881）

班哲明．狄斯雷利服務於英國政府達三十年之久，他曾擔任過兩任的總理。他個人的順勢醫師是位極受尊崇的愛爾蘭醫師**約瑟凱Joseph Kidd，MD（1824—1918）**，他是位順勢醫師，他師承於知名的皮埃爾·居里Pierre Curie的祖父，及法國外科醫師保羅居里醫師Paul Francois Curie，MD。

保羅居里醫師在1835年時，從巴黎被他一位富有的倫敦絲綢商人之顧客威廉里夫William Leaf帶往倫敦，此行目的並非只是為了治療富有人士而已。威廉里夫更提供資金給第一家專為醫治窮人而設的義診診所。隨後，在1845到1849年間，發生了可怕的愛爾蘭馬鈴薯飢荒，當時約瑟凱醫師背負著證實順勢療法，即使在最不利的情況下，也能夠發揮療效的艱巨任務。他前往飢荒正在襲擊的鄉間，並將他所有病人的病情與死亡情形，作了最完整的紀錄。他紀錄到1.8%的死亡率，對照當時地方醫院的36%之死亡率。

當約瑟凱醫師在1871年成為班哲明．狄斯雷利的順勢醫師時，他良好的療效更是聲名遠播。狄斯雷利患有氣喘、支氣管炎和布來德氏病（譯者註：又稱腎炎）。在狄斯雷利第一次前往看診時（1877年11月7日），他在日記中寫道：

> 我已經下定決心，要給這位新醫師一個公平和真正的審判之前，決不對我病情的進步或退步，而輕易說出

隻字片語：我將告訴您，我對於約瑟凱醫師懷抱著極為崇高的想法，而那些所有我認識的醫師，以及我所看過最崇高的醫師們，相對於他而言，於觀察的迅速度、感知能力、合理性及其估量之創見上，似乎都顯得相當低下。

　　約瑟凱醫師通常只在他的住家診所為病人看診，但是他為狄斯雷利破了例。1878年7月時，約瑟凱醫師前往柏林為狄斯雷利治療氣喘和痛風，以使狄斯雷利總理得以會見德國的首相俾斯麥。

　　甚至還有一些狄斯雷利在不同時間，所服用過的順勢醫療藥物之紀錄：*吐根Ipecacuanha*（吐根的根部，是重要的順勢醫療藥物，會引發噁心與嘔吐，但是在順勢療法的劑量下卻可治療噁心和嘔吐），*砷Arsenicum*和*重酪酸鉀Kali bichromicum*可有效治療一些嚴重的呼吸道疾病的藥物[註49]。

　　1881年在狄斯雷利臨終前的日子裏，維多莉亞女王要狄斯雷利去看西醫師**裘恩爵士Sir Richard Quain**。在一般情形下，當時代正統醫學機構所持的嚴厲與偏執態度，根本不容許西醫師治療接受順勢療法的病人，但是狄斯雷利是個絕無僅有的特例。甚至在狄斯雷利臨終前的幾個日夜當中，約瑟凱、裘恩和第三位醫師**Mitchell Bruce**一起不間斷的照顧狄斯雷利，完全不擔心或爭論順勢醫師與正統醫師一起進行醫療之事。

　　約瑟凱醫師的訃聞並且刊登在《The Lancet》醫學期刊上，這是十九世紀當時極少數中的一次，有關於這位順勢醫師的正面報導，還刊登在該醫學期刊上：

他總是堅信在順勢療法學說中蘊涵著真理，此真理並提供了治療疑難雜症時的線索……。在很早的階段中，他就採取在同一時間中，只開給單一用藥的方式，藉以進一步觀察單一藥物的效果……。在他的成功之中，有絕大部分必須歸功於他對於許多小細節的觀察。

印度的政治領袖和精神領袖

由於印度直到1948年以前，都還處於英國的統治之下，因此順勢療法在印度得以廣為普及，並得以自當時起還取得了長足的進展。在2005年時，共有300,000位合格的順勢醫師；180所醫學院；7,500家公立診所；307所醫院；和24個州委員會以進行合格順勢醫師之登記。事實上，世界衛生組織雜誌《世界衛生論壇 World Health Forum》中的一篇文章談論到：「在印度這個次大陸上，順勢療法醫師的合法地位，已經提高到類似於醫師的專業程度」。

甘地Mahatma Gandhi（1869—1948）是位印度解放運動的精神領袖，他對於順勢療法有著極高的興趣與支持，因此也激起他對於這個醫學學派思想與醫療之興趣。在《甘地的回憶錄 Reminiscences of Gandhi》中，他被引述曾經說過，「因為對於C. R. Das和Pandit Motilal Nehru[註50]的尊敬回憶，而導引我尋求順勢療法的幫助。他們一直都要我去嘗試順勢療法。

在1936年8月30日時，也就是在甘地和許多甘地的朋友與同事們，都經歷過順勢療法的正面療效後，甘地在他特有的演說和

寫作風格中說道：

> 順勢療法乃是截至目前爲止，治療病人最爲經濟與
> 最不激烈的方法。政府在我們國家中，應該鼓勵與資助
> 順勢療法。已故的哈尼曼醫師無疑是位具有超卓知識能
> 量的分子，並是具有獨特醫學膽識而能救贖人類生命的
> 最大媒介。我向他的精湛醫術與他所盡的浩大而人道之
> 努力鞠躬致敬。他的記憶再度喚醒了我們，您們就要跟
> 隨他，但是反對者厭惡順勢療法的原則與使用，而其實
> 順勢療法相較於其他任何的治療方法而言，可以治好的
> 病患比例更高，而且庸置疑的是，順勢療法乃是更加安
> 全、又經濟也是更完整的醫學（Das，1950；All India
> Homeopathic Medical Conference，1968）。

尼赫魯Pandit Motilal Nehru（1861—1931），是甘地的一位
朋友與同事，他更是印度國會的議長。他也是印度歷史上最權威
的政治家庭之大家長。他的家庭中包含了三位總理和其他重要
的印度領袖。他的兒子Jawaharlal、女兒Indira Gandhi和曾孫Rajiv
Gandhi都成爲總理。尼赫魯和甘地的家庭均具有讚賞與使用順勢
醫療藥物的傳統。今日有數所順勢醫學院和順勢醫療的醫院，均
是以他們的名字來命名。

尼赫魯的兒子及女兒和印度其他的社會領袖均支持Matru
Sewa Sangh的非營利組織之工作。此組織乃在提供醫療服務給窮
人。順勢療法治療自從該組織在1921年創立以來，即扮演醫療服
務當中一個重要的部分。

順勢醫學今日在印度幾乎和西醫達到並駕齊驅的知名度。順勢醫學乃是印度被公認的醫學系統之一，並被廣為被運用，許多印度的重要政治領袖與精神領袖，也對順勢療法提供了不容忽視的支持（更多相關內容，煩請詳參第十三章，宗教高層人士與精神領袖）。

在過去以及現在都有太多政治家均廣泛提倡順勢療法，而不及在此備載。其中包括了，Dr. Sarvepalli Radhakrishnan（1888—1975，印度的第二任總統），他就曾說：「順勢療法不僅只尋求治療一種疾病，而更進一步地將疾病視為全人的失調之表徵，來加以治療。這也是在奧義書（Upanishad）中所被認同的 — 奧義書將人體器官視為身心靈的聯合。」

任職到2002年的印度第十任總統Shri K. R. Narayanan（1921—2005），也曾說道：「順勢療法的治療對我及我家人而言都是第一選擇。」

2006年的印度總理為Dr. Manmohan Singh （1932—），他最近說道：「由德國的山姆·哈尼曼醫師所發現的順勢療法，乃是藉著強化人體免疫系統來對抗疾病的人類最大恩惠[註51]。」

貝瑞醫師August Bier, MD（1861—1949），是位受到高度尊崇的德國外科醫師和教授，他在今日被視為脊椎麻醉的發明者。儘管他自己並不是順勢醫師，但他對順勢療法至為推崇，並常常撰寫許多關於順勢療法的正面文章（Bier, 1925）。貝瑞醫師也推崇希波克拉底斯對於健康的理解方式，此即他所推崇的「身體的智慧。」。他和許多其他的歐洲醫師，均利用注射動物血液與其他物質，來誘發發燒與發炎現象，因為他們發現發燒與

發炎可以治療多種不同的慢性疾病。

此處貝瑞醫師的參考文獻之重要性具有不同的理由。首先，他的想法影響了Morell對於希特勒的治療，希特勒被注射了許多不尋常的醫療藥物。第二，貝瑞醫師也是位哲學家，他發明了許多被納粹作爲部分文宣中所延用的口號，例如「衝突帶來最美好的和諧」，和「戰爭是一切事物之母」。儘管貝瑞成爲納粹宣傳中不可或缺的一部分，但卻沒有證據顯示他本身是個納粹黨人。

卡爾斯滕Karl Carstens（1914—1992），是1979到1984年間西德第五任的聯邦總統。他的太太Veronica Carstens，MD是位醫師也是位順勢醫師。他們由於對順勢療法具有相同的讚揚態度，而因此創辦了Carstens 基金會。此基本會的首要目標爲在今日的醫學團體中，提升順勢療法的整合及其接受度。2006年時，他們提供了超過1300萬歐元（超過5億）台幣的獎助金。

柯林頓Bill Clinton（1946—），是美國第四十二任總統，並從1993年任職到2001年。他曾擔任過五任的阿肯色州州長。《商業周刊Business Week》報導說，總統的副官會在紐約一家順勢療法的藥局，購買總統治療鼻竇問題的順勢醫療藥物。雖然總統之前報導說，柯林頓患有復發型咽喉炎，但似乎在這則相關於順勢療法治療的報告之後，就很少提到這個問題了。

在此還要特別提及，柯林頓相對於之前的美國總統而言，更注意健康飲食。據了解，柯林頓曾經好幾次邀請Dean Ornish，MD醫師到白宮。Ornish是位受到高度尊崇的醫師和營養師，並是低脂和素食飲食建議方面的研究人員。

柯林頓的太太**希拉蕊**Hillary Rodham Clinton目前（2011年）爲美國國務卿。希拉蕊的前任新聞祕書George Stephanopoulos，寫了一本書《可惜太人性化：一個政治教育All Too Human：A Political Education》，在書中這位祕書提到希拉蕊寄了一些順勢醫療藥物給他，以使他能夠維持健康：「在1994年健康醫療改革的漸次死亡實在令人感到沮喪。我們雖努力爭取過，但我們失敗了。希拉蕊試圖提振我們的士氣，在看到我們被疲憊打敗時，她有一天寄給我一箱的順勢療法的治療藥物，並附了一張紙條說：「我們需要健康的你，來辦理衛生事務！」。

　　因此不令人訝異的是，在柯林頓總統任期當中，他成立了「替代及另類醫學政策之白宮調查委員會」（White House Commission on Complementary and Alternative Medicine）。

　　托爾比約恩‧亞格蘭 Thorbjørn Jagland（1950—），是挪威在1996—1997年間的總理，隨後在2000—2001年間更成爲外交部長。在1992年到2002年間，他是挪威工黨Norwegian Labour Party的黨主席。亞格蘭現在爲挪威國會的議長。亞格蘭曾經多次公開表達他對於順勢醫學的興趣與推崇。他的支持乃是順勢療法目前在挪威成爲所有另類醫學當中，最受歡迎的許多理由之一，他並是兩位相信順勢療法應該被納入國家健康醫療系統中的挪威人之一。

　　前英國首相布萊爾Tony Blair（1953—）及其家人均對順勢療法有著濃厚的興趣。雖然布萊爾通常對於他和他的太太，在爲他們孩子所採取的健康方面的作法，一向口風很緊，但他仍舊公開他們都使用山金車來治療瘀傷。在2006年11月時在網路廣播接受《新科學人雜誌》專訪時，布萊爾爭論到科學家不應該反對順

勢療法。在上議院議員Dick　Taverne最近質詢政府，相關於順勢醫療藥物提倡之法規鬆綁的直接問題時，布萊爾以這乃屬生活形態之選擇，來為順勢療法進行聲援。

　　他的太太**雪莉Cherie　Blair**則更加直言無諱地表達她對於順勢療法的興趣。一向對布萊爾採取批評態度的英格蘭報紙The Guardian，刊載了相關於布萊爾的人權律師太太之非常正面的報導。該報導中提及：「雪莉具有英國最頂尖的法律頭腦。她也是一位忠誠的天主教徒，一位犧牲奉獻的媽媽，同時也是位對於多個值得的動機付出的積極活動家」。

　　雪莉的姊妹**琳德西Lyndsey　Booth**也是位律師，但是她選擇離開法律界並成為順勢醫師。她還在一個重要的順勢療法組織之董事會中擔任職務。而在英國廣為人知的是，雪莉和琳德西的母親，在她們長大成人的過程中，就是以順勢醫療藥物來為她們進行治療的。

◆本章參考文獻

1. Bier, A. What Shall be Our Attitude Towards Homoeopathy? *Homeopathic Recorder*, December 1925, 38 pages.

2. Bittinger, Rev. B. F. *An Historic Sketch of the Monument Erected in Washington City*（*The History of the Hahnemann Monument*）. Washington, D.C.: Putnam, 1900.

3. Bradford, T. L. *The Logic of Figures or Comparative Results of Homoeopathic and Other Treatments*. Philadelphia: Boericke and Tafel, 1900.

4 . Brooks, L. The Court of Cherie, *The Guardian*, December 6, 2002.

5 . Coulter, H. L. *Divided Legacy: A History of the Schism in Medical Thought*. Volume I: The Patterns Emerge—Hippocrates to Paracelsus. Berkeley: North Atlantic Books, 1973.

6 . Coulter, H. L., *Divided Legacy: A History of the Schism in Medical Thought*. Volume IV: Twentieth–Century Medicine: The Bacteriological Era. Berkeley: North Atlantic Books, 1994.

7 . Das, N. C. What Gandhiji Thought of Homoeopathy, *Homeopathic Herald*, March 1950, Vol XIII, 12.

8 . Dearborn, F. M. *American Homoeopathy in the World War*. Washington, D.C.: American Institute of Homeopathy, 1923.

9 . Frass, M., Dielacher, C., Linkesch, M., Endler, C., Muchitsch, I., Schuster, E., and Kaye, A. Influence of potassium dichromate on tracheal secretions in critically ill patients, Chest, March 2005.

10 . Haller, J. S. *The History of American Homeopathy: The Academic Years*, 1820–1935. New York: Pharmaceutical Products, 2005.

11 . Hayden, D. *Pox: Genius, Madness and the Mysteries of Syphilis.* New York: Basic Books, 2003.

12 . Irving, D. *The Secret Diaries of Hitler's Doctor*. England: Focal Point, 2005. （Originally published 1983 by Macmillan. Available at www.fpp.co.uk/books/Morell/index.html.）

13 . Kaufman, M. *Homoeopathy in America*, Baltimore: Johns Hopkins University Press, 1971.

14 . Kenny, M. G. A Darker Shade of Green: Medical Botany, Homeopathy, and Cultural Politics in Interwar Germany, *Social His-*

tory of Medicine, 2002 15 （3）:481–504.

15. Kidd, J. Obituary, *The Lancet*, September 21, 1918.

16. King, W. H. *History of Homoeopathy* （4 volumes）. New York: Lewis, 1905.

17. Manchanda, R. J., and Kulashreshtha, M. Cost Effectiveness and Efficacy of Homeopathy in Primary Health Care Units of Government of Delhi: A study. Paper presented at 60th International Homeopathic Congress organized by LIGA at Berlin, Germany from 4th May 2005 to 7th May 2005. www.delhihomeo.com/paperberlin.html

18. Martina, G. *Hahnemann and the independence of Argentina*. Available at www.thieme–connect.com/ejournals/abstract/ahz/doi/10.1055/s–2005–868643

19. Morell, T. Medicines and preparations administered by Dr. Morell to Hitler during the years 1941–1945. www.adolfhitler.ws/lib/bio/Medicines.html

20. Nayyar, S. *Reminiscences of Gandhi: Light and Shade*. New Delhi, 1946. Available at www.gandhi–manibhavan.org/eduresources/chap18.htm

21. Rafuse, E. S. Typhoid and Tumult: Lincoln's Response to General McClellan's Bout with Typhoid Fever during the Winter of 1861–62, *Journal of the Abraham Lincoln Association*, Summer 1997, 18 （2）. www.historycooperative.org/journals/jala/18.2/rafuse.html

22 . Rogers, N. *An Alternative Path: The Making and Remaking of Hahn-emann Medical College and Hospital of Philadelphia.* Piscataway: Rutgers University Press, 1998.

23 . Royal Ministry of Foreign Affairs, Press Division, *Norway Daily*, March 18, 2002, No. 54/02.

24 . Russell, E. W. *Report on Radionics: Science of the Future.* Suffolk: Neville Spearman, 1973.

25 . Spiegel, A. D., and Kavaler, F. The Role of Abraham Lincoln in Securing a Charter for a Homeopathic Medical College, *Journal of Community Health*, 2002, 27（5）:357–380.

26 . Temple, J. （obituary）, *The Telegraph.* February 2, 2004. Available at www.telegraph.co.uk/news/main. jhtml?xml=/news/2004/02/20/db2001.xml⊠sSheet=/por-tal/2004/02/20/ixportal.html

27 . Toy, S. Take Two Eyes of Newt and Call Me in the Morning, *Business Week*, March 28, 1994, pp. 144–145.

28 . Treuherz, F. *Homeopathy in the Irish Potato Famine.* London: Samuel Press, 1995. Available at http://homeoint.org/books/treuherz/index.htm

29 . Wainwright, M. Hitler's Penicillin, *Perspectives in Biology and Medicine*, Spring 2004, 47（2）:189–198.

30 . Webb, J. Tony Blair on Science, *New Scientist*, November 4, 2006, Issue #2576.

第十章

企業家與慈善家對於順勢療法的支持
一個富者的傳統

　　在十九世紀和二十世紀早期時，順勢療法在美國以「新醫學」而被提倡。順勢療法吸引了美國的文學界精英、許多政治領袖和許多宗教界的領導人士。

　　雖然如此眾多的備受尊崇人士對於順勢療法異常地對興趣與支持，但他們的提倡並不足以解釋，光是在美國，順勢療法如何能夠成立二十二所順勢醫學院，和超過100家順勢療法的醫院。成立醫學院與醫院以及使其運轉，都需要相關經費，甚至是龐大的經費 — 順勢醫師有錢，或者可以爭取到資金，因為許多美國最富有的人士在順勢療法的「全盛期」中，均是順勢療法的提倡者。雖然順勢醫師在美國在執業醫師的比例當中，從未超過15—20％，然而受過最高等教育和最富有的人士，均傾向於尋求順勢醫師之醫治。1889年時一個醫學期刊，估計在克里夫蘭，俄亥俄州的全部計程車搭乘者當中，超過80％為使用順勢療法的病人（Medical and Surgical Record，1889）。該項來自美國最富有人士的支持，對於美國而言，並非單一事件。事實上，在歐洲的每個國家中，順勢療法均因來自歐洲最富有人士的支持，而建立了數量龐大的順勢療法醫院。

　　1916年時，一本附有說明文字而且影響力的攝影集，乃由American Institute of Homeopathy所出版。該攝影集名為《順勢療法的醫學院之醫院與療養所 The Hospitals and Sanatoriums of the

Homeopathic School of Medicine》。當時全世界最大的順勢療法醫院中，有許多是全部或主要由順勢醫師來負責運作的。該書的線上下載網址為：http://homeoint.org/books3/hospital/index.htm。

另一個順勢療法占有卓越地位的證據是，在1900年美國的四所最大的醫學院圖書館中，有三所是在順勢療法的醫學院裏，而在五棟具有醫學院建物的最高估定價值中，就有兩棟是屬於順勢療法醫學院的。

許多美國最大的企業也擁有由順勢醫師行醫之診所，以為他們的職員提供醫療服務。這些企業包括GM汽車、斯圖貝克、大陸汽車、蒙哥瑪利百貨[註52]、奇異公司；國民計算機器公司[註53]；和巧莫爾汽車公司[註54]。

這些美國大型企業決定在其員工，所經歷的廣泛類型中的急性與慢性疾病上，使用順勢療法治療的診所設立之決定，乃是深思熟慮以及令人印象深刻的歷史傳統所趨使的。

洛克斐勒
John D. Rockefeller, Sr.（1839—1937）

在本章節當中，可能比任何人對於醫學的影響，都還要來得更加深遠，因此其中的故事，將進行細部描述。同時這也是個引人入勝的故事。

美國的首富——約翰·大衛森·洛克斐勒，是許多偏愛順勢療法治療超過所有其他醫療形式的最卓越人士中之一，他享年高

壽97歲。為大家所熟知的是他在旅行期間均會有順勢醫師隨行。原本洛克斐勒的順勢醫師為首位俄亥俄州的女醫師**梅瑞克Myra King Merrick，MD**（1825－1899），她並在1867年時，協助創立克里夫蘭女子順勢醫學院Cleveland Homeopathic Hospital College for Women。Dr. Merrick的專業科目為婦產科，她並接生了約翰‧大衛森‧洛克斐勒。在1890年代期間，**比格醫師Hamilton Fiske Biggar，MD**（1839－1926）開始為洛克斐勒全家人提供順勢醫學的醫療。比格醫師也是洛克斐勒打高爾夫球的密友，在當時他們還居住在對街。

　　歷史學家記載了，不僅洛克斐勒去看順勢醫師，而是「所有的標準石油公司Standard Oil的家族」都藉助於順勢醫學的醫療，其中主要給梅瑞克醫師看診。梅瑞克是位同時受到順勢療法醫師與對抗療法醫師高度尊崇的醫師。據說有許多婦產科醫師會私底下向她諮詢一些比較棘手的病例。

　　1902年時，洛克斐勒成立了洛克斐勒醫學研究協會Rockefeller Institute for Medical Research （RIMR），原始的贊助金額為20,000美金，後來又追加捐贈100萬美金。到了1928年時，他總計捐贈了6500萬美金給RIMR。洛克斐勒雖然在協會掛了名，但是關於資金用途的決策執行，實際是由蓋茲Frederick T. Gates來負責。蓋茲是位浸信會基督徒，他之前並擔位美國基督教浸信會教育學會（American Baptist Educational Society）的執行長，洛克斐勒也是浸信會教友，而他更奉行聖經教導將他收入的十分之一，以什一奉獻的方式繳納給教會與慈善機構。洛克斐勒告訴蓋茲說他沒有時間來管理他在慈善方面的企圖，並希望蓋茲可以幫他執行。

正如大家所知的是，洛克斐勒並不介入他的慈善事業組織，或是他捐贈金錢的機構之中。他清楚地表明，他希望他所捐贈的資金，是用來支持順勢療法的機構的，但是在整個二十世紀的前30年當中，在洛克斐勒總計捐出的5億5千萬金美！實際上沒有一分一毫的資金用於順勢療法的教育或研究。在1916年時，洛克斐勒責罵他的員工，並強調說：「我是位接受順勢療法醫療的人士。我希望所有接受順勢療法醫療的人士，均能享有來自我們所捐助的醫療機構所提供之公正、彬彬有禮與自由的順勢療法之醫療服務。」同樣地在幾年後，於1919年時，他捐贈了4500萬美金給教育部（General Education Board），同時他並請他的兒子與員工注意：「順勢療法的教學絕不可以被排除，而必須比照對抗療法的教學一樣，來加以辦理」。

不過，蓋茲和洛克斐勒的兒子小約翰John D. Rockefeller, Jr有不同的想法。他們並不喜歡順勢療法；蓋茲並將哈尼曼說成如同「瘋狂之人一樣微不足道」，即使哈尼曼是其當時代的偉大知識分子，並是重要的化學教科書之作者，更是許多德國貴族的醫師。雖然洛克斐勒在聘僱蓋茲之前，捐贈了鉅額資金給非常多的順勢療法的醫院和順勢醫學院，但在蓋茲開始管理RIMR後，這些捐助便立即中斷。

當洛克斐勒請他的律師墨菲Starr J. Murphy，去執行他支持順勢醫學院與順勢療法的醫院之建議，在其中一個接受洛克斐勒捐贈的慈善機構中，的執行長福來思拿Abraham Flexner（1866—1959），被要求須進行成果回覆，他並向墨菲律師說了一個厚顏無恥的謊言。福來思拿告訴墨菲和洛克斐勒說：「我們

過去已經和數所順勢醫學院的代表們，進行過友善的協商，我們現在並完全以相同的方式與精神，來調查無論來自何種背景之所有學校。」該陳述乃是緊接在福來思拿與紐約順勢醫學院New York Homeopathic Medical College和弗勞醫院Flower Hospital的代表們進行過幾場會議之後，而該代表們在會議中並被直接告知，因其醫學院和醫院的名稱中有「順勢療法的」用語，此將被視爲具有「宗派」色彩，因此不適合接受資金之捐助。

非常奇怪的是，甚至當洛克斐勒在1890年代中期，努力嘗試在芝加哥大學成立一個醫學會時，這個醫學會既不是對抗療法的，也不是順勢療法，而只是純粹的醫學之科學性研究。而洛克斐勒成立該醫學會的想法，甚至還被他的醫療顧問群所勸阻。似乎洛克斐勒的顧問群認爲任何對於順勢療法的支持行動，都是不適合的。

洛克斐勒有一次被問及，他是否研讀過醫學。他回答說：「沒有，我很少研讀醫學，但我研讀醫師。」而事實上，他也確實研讀過醫師，而或許這也是爲什麼他自己總是偏好接受順勢療法的治療 ── 而或許這是爲什麼他自己甚至比他享年87歲的順勢醫師還要長壽。洛克斐勒下一任同時是最後一任的順勢醫師爲奧斯汀醫師**Alonzo Eugene Austin, MD**，他就如同其他洛克斐勒的前任順勢醫師們一樣，均是忠實的哈尼曼派之順勢醫師。

洛克斐勒稱順勢療法爲醫學中「進步的和激進的一大步」，可惜的是順勢療法並無法倖免於鉅大金額運作下的對抗勢力之力量與影響。

伊士曼柯達
George Eastman（1854—1932）

　　柯達公司Eastman Kodak Company（重要的攝影機和底片的公司）之創辦人，他同時也是位順勢療法的渴切支持者。伊士曼因其母親對於順勢療法這個新醫學的興趣，而在其長大成人的過程中，在有需要時均是藉助於順勢療法。在1890年時，他的母親瑪麗亞Maria在羅斯特順勢醫院Rochester Homeopathic Hospital治療癌症動手術時非常成功。基於對Dr．John M．Lee醫師的感謝（伊斯曼母親的順勢醫師與外科醫師），伊斯曼捐贈了600美金給醫院。他的母親於1907年去世後，伊斯曼捐助了6萬美金，來協助建造命名爲瑪麗亞護理之家Maria Eastman Hall。這棟三層樓的寓所在1978年護理學校關閉之前，乃爲護理學生的宿舍。

　　伊斯曼擔任羅斯特順勢醫院的董事會期間，在1926年時，醫院將其名稱改名爲Genesee Hospital。雖然不再完全採取順勢醫療的方式，而改以結合其他更革新的與更彈性的療程。由於醫院有提供墮胎和安樂死的服務，因而在爲期十五年的時間之中，成爲生命優先團體的攻擊目標。最後，該所醫院最後在2001年歇業關閉。

凱特林
Charles（"Boss"）Kettering（1876—1958）

　　過去擔任GM汽車的副總裁，廣爲人知的是，他是繼愛迪

生之後，美國最偉大的發明家與工程師。凱特林註冊了300項專利。在他的發明當中，包括了全電能的啓動點火，乙基汽油和Duco paint（一種用於汽車的噴漆塗料之商標名）。他也設立了Delco汽車電池公司，GM便是向該公司購買電池。

凱特林在早期的工作生涯中，任職於國民計算機器公司（National Cash Register），該單位為其員工設有一所由順勢醫師任職之診所。該公司的時事通訊中經常提供健康資訊，例如維持體態輕盈之必要性；徹底咀嚼食物之重要性；禁食的益處；水療的價值；以及由Dr. J. H. Kellogg（這位先生也創辦了最知名的五穀雜糧公司）所設立的巴托克里克療養院（Battle Creek Sanitarium）之健康療養的重要性。

凱特林公開地聲稱他所擁有的健康，乃應歸功於他來自於俄亥俄州的之順勢醫師，麥肯醫師**Thomas Addison（T. A.）Mc-Cann，MD**（1858—1943）的精湛醫術。

麥肯醫師是位備受尊崇的順勢療法醫師，他並與西醫師們有著非常良好的互動。事實上，他是極少數與全國性醫師資格考Federation of State Medical Examining Boards合作的順勢醫師中之一位，並在1914年到1915年間擔任副理事長。麥肯醫師因為在1918年肆瘧的流行性感冒中，以順勢療法治療得到空前成功的貢獻上，而在今日經常被引述。1921年在華盛頓哥倫比亞特區第77屆的美國順勢療法醫學會（American Institute of Homeopathy）年會上，他報告了在西醫院中24,000個流行性感冒病例中，有28.2%的死亡率，而相對的，在順勢療法的醫院中，26,000流行性感冒的病例中，只有1.05%的病例（McCann，1921；Dewey，1921）[55]。

在1914年時，俄亥俄州大學（Ohio State University（OSU））正式地成立了一所順勢醫學院。爲了協助該目標之達成，另一所順勢醫學院（the Cleveland—Pulte Medical College）關閉，並將其醫療設備與圖書館捐贈，且將其所有權變賣後之收益（3萬美金），寄送給這所新的順勢醫學院。這所新成立的順勢醫學院第一學年共有高達三十九位學生入學。在1915年時，凱特林和Edward A. Deeds（國民計算機器公司之廠長）捐贈了2,500美金，以進行研究工作和醫療設備的資金。在1916年時，Kettering又捐贈了8,000美金，在1920年時，他再捐贈7,000美金，以作爲該醫學院的X光機的費用。

因爲當時俄亥俄州州長是James Cox，他強烈支持順勢療法，而被州長指派爲醫學院托管理事會的其中一員爲Judge Benjamin McCann（凱特林的順勢醫師麥肯醫師的哥哥），順勢醫學院因此有強力的政治後盾。而這樣的強力後盾後來因爲W．B．Hinsdale的任職，而更上一層樓。W．B．Hinsdale爲密西根順勢醫學院的院長[註56]。

然而，美國醫學會（AMA）無法容忍在一所公立大學當中有順勢醫學院發展的情況。美國醫學會的醫學教育委員會（Council on Medical Education）祕書N．P．Colwell，並且採取攻擊。他尖銳的批評俄亥俄州大學的董事長，並在美國醫學期刊JAMA，以強烈字眼來抨擊俄亥俄州大學，隨後，他甚至威脅要降低俄亥俄州大學的認證之等級。因爲Colwell的教育委員會乃是醫學院的國立認證機構，上述相關威脅實關係重大。更有甚者，這樣的情況還因Colwell與卡內基基金會Carnegie Foundation的關係，及該基金會的董事長Henry S．Pritchett而更加惡化。根據俄

亥俄州大學的托管理事會之會議紀錄，Pritchett對於俄亥俄州大學的董事長及其托管理事會的動機，作出粗鄙惡劣之批評。

在1920年時，凱特林捐贈了100萬美金給俄亥俄州大學，但前提為該筆經費必須用來設立一所順勢療法的研究實驗室。該行為激怒了美國醫學協會和卡內基基金會，此促使他們做出更積極主動的措施，以使順勢醫學院停止運作。當Cox州長在1920年卸任，而以民主黨員身分，競選美國總統時，順勢醫師便失去了他們部分的政治影響力。

1922年時，托管理事會投票表決關閉順勢醫學院。俄亥俄州大學也被迫歸還凱特林的捐贈資金和其他特別捐贈給順勢醫學院的資金。不過俄亥俄州大學實際上還是保有最大與最有價值的財產，此含括順勢療法團體、順勢醫院及其所有現代化的設備，以及他自己的醫學院。凱特林在此事件之後，不再信任俄亥俄州大學。即使他仍任職於俄亥俄州大學的托管理事會，但他從來不再捐贈資金給該所學校。

來自芝加哥，後來在南加州退休的順勢醫師Dr. John Renner（1890—1989），曾說過，凱特林原本也預計捐助另一個100萬美金給順勢醫學界，但由於順勢療法的專業人員間明爭暗鬥，而使得他取而代之的，將相關資金用於設立後來相當知名的史隆凱特林癌症研究所（Sloan—Kettering Institute）註67。如此婉惜，凱特林如果知道他的研究所如此的背離順勢療法和如此的背離真正的療癒，那麼他可能會從墳墓裏跳出來。

凱特林的哲學可摘要於他所提問的問題，與他對一位採取記者的回覆中：「您是否知道什麼是不治之症？那就是醫師們一無所知之症。疾病本身完全不反對被治好。」。另一位記者問他戰

勝大自然的祕訣，凱特林對此問題回答道：

> 啊，並不是戰勝大自然，而是戰勝我們自己的無知。至於祕訣，只有一個大自然的奧祕，是我所想要探知的是，爲什麼人類的頭腦如此的遲緩？今日我們可以在七分之一秒的時間內傳送一個訊息到全世界，但是要傳輸一個想法到人腦的四分之一英寸中，卻需要好幾年的時間。

這份堅持不懈與不敬，使得凱特林持續地質問西醫的思想，並抱持著《紐約時報New York Times》所言的「與順勢療法的研究維持著一個長久而昂貴的戀愛關係」。

其他的美國人士

亨仕H．J．Heinz（1844—1919）是國際性的番茄醬食品公司，H．J．Heinz公司的創辦人。他捐助了華盛頓哥倫比亞特區的哈尼曼紀念館的建造，和捐助了1萬美金給堪薩斯城大學Kansas City University蓋宿舍（該大學並由堪薩斯城哈尼曼醫學院Kansas City Hahnemann Medical College將其接納爲其成員），以紀念他的太太。

西屋George Westinghouse（1846—1914）是西屋電器Westinghouse Electric的創辦人，他和他的太太慷慨捐助在匹茲堡的順

勢療法醫院。在這些捐助當中含括提供醫院免費的暖氣瓦斯，並在倫琴發明首部X光機後的幾個月，就即捐助給他們X光機的設備。他們也捐助了華盛頓哥倫比亞特區的哈尼曼紀念館之建造。

歐洲的企業家

早在山姆・哈尼曼醫師親身體驗並進一步推廣順勢療法之前，他已是一位備受尊崇的醫師、化學家與翻譯家。哈尼曼接受了當時代個人化的正統醫師訓練，並師承於奧地利皇帝的醫師 **Freiherr Von Quarin**。其後，他更成為一些德國與奧地利皇室成員之醫師。

哈尼曼在化學領域中，也有些重要的發現，這些發現並經常由當時代的藥劑師所運用。山姆・哈尼曼醫師所著的一套四冊書籍《藥劑學The Pharmaceutical Lexicon》，也成為藥劑家們重要的教科書。有些科學史的歷史專家說，哈尼曼在科學史上的地位非常崇高，遠遠凌駕於和他同時代的為數眾多之人士，甚至是化學界人士之上，如果他繼續在化學界發展，那麼他也可能成為赫赫有名的化學家。

在哈尼曼開始推廣順勢療法之後，他更是在皇室成員間，建立了非常高的聲譽，他的皇室成員病人之中包括科騰Anhalt─Kothen的斐迪南王子；Meningen公爵；Baden的大公爵；和許多皇室成員。順勢療法事實上在德國的統治者與政府官員間，變得相當知名，以致於由順勢醫師為其醫療變成一種良好品味的象徵。順勢療法受歡迎的程度，更在兩位來自德國和奧地利的知名戰爭

英雄Count Karl von Schwarzenberg和Field Marshall Johann Joseph von Radetzky，經歷過許多公開和成功的順勢療法治療的經驗後，而更上一層樓。當時代兩位最知名的德國作家，歌德Johann Wolfgang von Goethe和Jean Paul Friedrich Richter，便是專門描寫這些成功的經驗，以及他們對於順勢療法的歌頌，和他們對於來自正統醫師們對於順勢療法之攻擊的憂慮。

　　哈尼曼醫師結婚後，育有十一位子女。在哈尼曼醫師的太太於1830年去世後，他繼續在德國繁忙地行醫到1834年，當哈尼曼醫師79歲時，他遇到了一位34歲的法國女性，並瘋狂地陷入熱戀。他很快地就搬入她在巴黎的家中。他的新任妻子**美樂玲Melanie d' Hervilly**，是位藝術家、詩人和一位知識分子，她的朋友都是巴黎的精英分子。由於當時哈尼曼超卓的聲譽早已遍及全歐，因此很快地他在巴黎的行醫生涯中，就吸引許多歐洲的社會精英，尤其是法國與英國的上層與專業階級人士─貴族、宗教高層人士、軍官和醫師們。

　　哈尼曼在巴黎的執業醫療中，吸引了許多法國的精英分子，例如**巴爾札克Honoré de Balzac**（1799—1850，法國的小說家和戲劇作家，巴爾札克並且被視為歐洲文學的寫實主義之父），**帕格尼尼Nicolo Paganini**（1782—1840，作曲家與小提琴鑒賞家），**Pierre—Jean David**（1788—1856，也以David d' Angers著稱，是位備受尊崇的雕塑家，他製作了一個哈尼曼的雕像），**Jacques Claude，comte de Beugnot**（1761—1835，是法國大革命的政治家），和**Philippe Musard**（1761—1859，帶領當時代最有名的管弦樂隊之一，並是當時歐洲最有名的音樂家之一，並引介許多他的管弦樂團成員給哈尼曼醫師）。

許多英國貴族也都尋求哈尼曼的醫療，其中包括了**Baron Mayer Amschel de Rothschild**（1818—1874，銀行家和財務家，因其關節炎和神經痛而尋求醫治）； **Lord Elgin**（1811—1863，是位貴族，後來成為牙買加的州長，隨後成為加拿大的州長）；**Lady Kinnaird**（蘇格蘭的貴族）；**Countess of Hopetoun**（也是位蘇格蘭貴族）；**Lord Capel；Lady Belfast；Lady Drummond；Duchess of Melford**（Handley，1997，20—22）。

　　Henry William Paget是康威離島和**Earl of Uxbridge**（1768—1854）的大侯爵（First Marquess），他是英國軍事首領和政治家，且受封為貴族。今日主要相關於他的記憶，為他在滑鐵盧戰役（Battle of Waterloo，1815）中，是統帥英國騎兵部隊的將軍。在該役中的最後幾發大砲之一誤擊腿部，並使他因而截肢。於長達二十一年的時間中，他都異常疼痛，直到他在1836年開始請哈尼曼為他治療為止。

　　哈尼曼也為倫敦最富有的商人之一**William Leaf**治療。Leaf曾經多年期間飽受慢性疾病之苦，遇到哈尼曼醫師之後才將他完全治好。這位富商因而決定將他豐饒的財務，捐贈作為順勢醫學之推廣；他並遊說受到尊崇的巴黎順勢醫師Dr. Paul Curie（1799—1853），前來倫敦創立一所順勢療法的醫院和為窮人看病的診療所。

　　Tate family（倫敦主要的糖銷售公司，和著名的Tate Gallery之創辦人）與**Wills family**（重要的菸草公司），均支助了今日仍舊存在且茁壯成長的利物浦Liverpool和必治妥Bristol的順勢療法醫院。**Cadbury**和**Rowntree**家族（兩家都是巧克力的銷售公司）也分別支助了在伯明罕Birmingham和約克York的順勢醫院之興建。

總而言之，順勢療法與英國貴族圈的連結，同時具有其優缺點。順勢療法在英國的普及情形，主要局限於風尙的水療中心城市（如Buxton、Leamington、Harrogate、Bath和Malvern），有錢人的海邊渡假中心（例如Eastbourne、Brighton和Bognor Regis），和倫敦與英國南部。此與藥用植物是截然不同的，藥用植物普及於北方和工業城市，而順勢療法卻從未眞正在勞動階級中得到普及。因此在貴族階級於1890年嚴重沒落後，順勢療法並無來自群眾的有力支持，而成爲順勢療法能夠繼續普及之助力（Cannadine，1996，88—181）。

羅伯特・博世
Robert Bosch（1861—1942）

　　由於羅伯特・博世順勢療法的濃厚興趣，以及對於順勢療法的重要支持，因此特將他與歐洲的企業家獨立出來，進行更細部的闡述。

　　羅伯特博世是**Robert Bosch GmbH**的創辦人，這是家德國汽車零件、用品和電源供應器的最大製造商。除了製造高品質的產品以外，Bosch公司也具有提供其員工，良好通風與照明之健康工作環境而著名的長久歷史。同時並是歐洲首家實施每日工時八小時，而不是十或十二個小時的公司。

　　博世在德國南方的一個原本稱爲伍騰堡王國Kingdom of Württemberg的地區長大。Queen Olga of Württemberg（1822—1892），是位嫁給查理一世的蘇俄公主。後來查理一世成爲伍騰

堡的國王。Olga皇后，大部分的貴族，甚至該區域的鄉間人口，在十九世紀末期都成為強力支持順勢療法的提倡者[註58]。唯有當地的大學仍舊採取對抗，並關上門來不願意教授順勢療法，或與順勢療法的醫師進行對話。

博世在成長期間，均接受順勢療法與自然醫療藥物之照護。博世成年後的醫師暨順勢醫師為**Dr. Heinrich Goehrum**，這位醫師並是博世超過五十年以上的知己。博世欣賞Goehrum是因為他不僅對於順勢療法具有濃厚興趣，而且也對自然療法醫學和環境衛生的議題，具有廣泛之興趣。

由於博世創立一所順勢療法醫院的堅定決心，使得他投入了好幾十年的時間，和好幾百萬的德國馬克，來使這項決心落實。羅伯特‧博世醫院Robert Bosch Hospital於1940年時於得以在斯圖加Stuttgart落成。博世強調說：「對於治療內科疾病而言，順勢療法仍為優先之選擇」，而對於慢性疾病也是一樣，不過博世也主張任何經過證實的治療方式，均應納入到本醫院的療程當中。博世對於順勢療法被西醫師們不公平對待的方式，感到義憤填膺，尤其是當他們提到順勢療法是，未經過證實的或是迷信的說詞。

在博世80歲大壽上，杜賓根大學University of Tübingen授予他榮譽醫學博世學位。而他因發現該所醫學院，最後也開始推崇順勢療法和自然療法而大受激勵。

今日羅伯特‧博世基金會（Robert Bosch Foundation）乃是德國與私人公司結合的最大慈善機構之一。該基金會贊助相關於健康、科學、教育、社會與國際關係之計畫案。而在他的醫學史的協會中，收藏了許多順勢療法的始祖山姆‧哈尼曼醫師的報告原稿與日常生活用品。

◆本章參考文獻

1. American Institute of Homeopathy, *The Hospitals and Sanatoriums of the Homeopathic School of Medicine*. Washington, D.C., 1916.

2. Ausubel, K. *When Healing Becomes a Crime*. Rochester: Healing Arts, 2000.

3. Benison, S., and Rivers, T. *Reflections on a Life in Medicine and Science*. Cambridge: MIT Press, 1967.

4. Bittinger, Rev. B. F. *An Historic Sketch of the Monument Erected in Washington City*. Washington, D.C.: American Institute of Homeopathy, 1900. （The history of the Hahnemann monument.）

5. Brown, E. R. *Rockefeller Medicine Men: Medicine and Capitalism in America*. Berkeley: University of California Press, 1979, pp. 135–191.

6. Cannadine, D. *The Decline and Fall of the British Aristocracy*. London: Routledge, 1996.

7. Chernow, R. *Titan: The Life of John D. Rockefeller, Sr.* New York: Vintage, 1998.

8. Coulter, H. L. *Divided Legacy*. Vol. III: The Conflict Between Homoeopathy and the American Medical Association. Berkeley: North Atlantic Books, 1973.

9. Fishbein, M. *Morris Fishbein, MD: An Autobiography*. New York: Doubleday, 1969.

10. Flexner, A. *Report on Medical Education in the United States and Canada*. New York: Carnegie Foundation, 1910.

11. *Hospitals and Sanatoriums of the Homoeopathic School of Medicine.* Washington, D.C.: American Institute of Homoeopathy, 1916. （An online copy of the photos from this book and other sources is available at www.homeoint.org.）

12. Heuss, T. *Robert Bosch: His Life and Achievements.* New York: Henry Holt, 1994.

13. Leslie, S. W. *Boss Kettering.* New York: Columbia University Press, 1983.

14. McDowell, E. What's New on the Business Bookshelf: *Boss Kettering and Inventions, New York Times,* June 26, 1983. （A book review of Boss Kettering.） Available at http://query.nytimes. com/gst/fullpage.hjtml?res=9B02E2D8133BF935A15755C 0A965948260

15. Morrell, P. A Brief History of British Lay Homeopathy, *The Homoeopath* 59, October 1995. Revised version at http://homeoint.org/morrell/articles/pm_lay.htm

16. Nevins, J. D. *Rockefeller: The Heroic Age of American Enterprise.* Vol. II. New York: Charles Scribner, 1940.

17. Ohio State University, College Prospectus, College of Homeopathy （1914-1922）, pp. 439-446.

18. Osler, Sir W. On Full-Time Clinical Teaching in Medical Schools. *CMAJ* （Canadian Medical Association Journal）, 1962, 87（6）:762-765.

19. Our Colleges and State Medical Licensing Boards, *New England Medical Gazette,* July 1913, pp. 372-376.

20 . *Proceedings of the Massachusetts Homoeopathic Medical Society*, 1901, p. xv.

21 . Report of the Council on Medical Education: The Essentials of an Acceptable Medical College, *JAMA*, 1910, pp. 1974–1975.

22 . Roberts, W. H. Orthodoxy vs. homeopathy: Ironic developments following the Flexner Report at the Ohio State University, *Bulletin on the History of Medicine*, Spring 1986, 60（1）:73–87.

23 . Robins, N. *Copeland's Cure*. New York: Knopf, 2005.

24 . Rothstein, W. *American Physicians in the Nineteenth Century*. Baltimore: Johns Hopkins University Press, 1972.

25 . Spiegel, A. D., and Kavaler, F. The Role of Abraham Lincoln in Securing a Charter for a Homeopathic Medical College, *Journal of Community Health*, 2002, 27（5）:357–380.

26 . Starr, P. *The Social Transformation of American Medicine*. New York: Basic Books, 1982.

27 . Von Lippman, E. O. *Beitraege zur Geschichte der Naturwissenschaften und der tecnik*（Contribution to History of Science and Technology）. Zweiter Band. Weinheim: Verlag Chemie, 1953（cited in Coulter, H. L. *Divided Legacy: A History of the Schism in Medical Thought*, volume II: Progress and Regress: Van Helmont to Bernard, Berkeley: North Atlantic Books, 1977）.

28 . Winston, J. *The Faces of Homoeopathy*. Tawa, New Zealand: Great Auk, 1999.

29 . Young, R. McP. B*oss Ket: A Life of Charles F*. Kettering. New York: McKay, 1961.

第十一章

皇家醫學
皇室家族對於順勢療法長期的喜好

英國皇室對於順勢療法的喜好在今日廣為大家所熟知，此乃部分歸因於女皇**伊莉沙白二世Queen Elizabeth II**，她是倫敦皇家順勢醫院Royal London Homeopathic Hospital[註59]的贊助人，而**查爾斯王子Prince Charles**也對順勢醫學和替代醫學之支持扮演著積極的角色。

但比較不為人們所熟知的，乃是過去眾多的皇室成員們對於順勢療法的熱愛。當我們思及對於這些皇室成員而言，所有各種最佳的可能醫療方式對於他們，都是垂手可得的。因此他們之所以選擇比較不正統的順勢療法，一定有其深遠的意涵。眾多選擇順勢療法的皇室成員們，均鄭重表達了他們贊同順勢療法的醫療系統之價值觀。

在1842年時，一個令人訝異的紀錄數據顯示，共有七十七位順勢醫師是皇室及其家族成員們的私人醫師。

英國的統治者

自從1835年，國王威廉四世 King William IV的妻子雅得蕊皇后**Queen Adelaide（1792—1849）**，公開表達她對這個「新醫學」的濃厚興趣以來，英國皇室長期以來，始終對順勢療法

具有高度的尊崇。在分享這位皇后興趣的貴族成員中，包括了Marquess of Anglesey，她更穿越海峽前往巴黎，以尋求順勢療法的始祖山姆‧哈尼曼醫師之治療。

在1830年時，Earl of Shrewsbury（1791—1852）也向哈尼曼醫師諮詢，並請他推薦一位可以來英國作爲他的醫師人選，哈尼曼推薦他義大利的**羅馬尼醫師Dr. Francesco Romani**（1785—1854）。羅馬尼醫師的治療效果非常良好，以致於他迅速在倫敦及倫敦附近地區建立起風潮。雅得蕊皇后也是藉由這位義大利醫師的精湛醫術，而認識這個新的醫學系統。不過，寒冷的天氣並不適合這位義大利順勢醫師，以致於他在到達倫敦僅僅一年，旋即返回義大利。

雅得蕊皇后患有嚴重的疾病，但是宮廷中的醫師們卻束手無策。皇后於是召喚了哈尼曼醫師年紀最長，也最爲信實的同事**Dr. Johann Ernst Stapf**（1788—1860）前來，並治好了皇后的疾病，此開啓了眾多英國皇室對於順勢療法的支持之先例。受勳的Marquess of Anglesey之英籍順勢醫師，寫了一本順勢療法的書籍，並在被允許的情況下，題獻給雅得蕊皇后。由於這本書是題獻給雅得蕊皇后的，因此公開了她對於順勢療法的興趣與支持。雅得蕊皇后在協助建立順勢療法早期的知名度上，扮演著一個重要的媒介，尤其是在英國的上層社會之中。

自雅得蕊皇后以降，諸多大英帝國的國王與皇后們，均公開尋求順勢醫師之治療。後來成爲喬治五世King George V國王的太太之**瑪莉皇后Queen Mary**（1865—1953）的Princess May，更爲首帶動籌款以遷移並擴充倫敦的順勢療法醫院London Homeopathic Hospital。**國王喬治五世（King George V（1865—1936）**也是位推崇順勢療法之人 ，因爲順勢療法不管他在何時產生暈

船時，均可爲他帶來實用性的療效。

　　國王愛得華七世King Edward VII（1841—1910）傳承了順勢療法的傳統，並是順勢醫師**昆恩醫師Dr. Frederick Hervey Foster Quin**（1799—1878）之品酒和享用美食的好朋友，他也是皇家第一位順勢醫師。愛德華的女兒Maud（1869—1938）嫁給娜威國王Haakon VII，兩人都向Sir John Weir, MD（煩請詳參下述）尋求順勢療法的醫護。

　　國王愛德華八世King Edward VIII（1894—1972），以愛德華王子之名，溫莎公爵Duke of Windsor而爲大家所熟知。他在1936年退位後，便隨身攜帶著他的粉末劑量之順勢醫療藥物。他的弟弟**國王喬治六世King George VI**（1895—1952）也對順勢療法情有獨鐘。喬治六世並將其得獎的賽馬命名爲金絲桃Hypericum，這是一個治療外傷的順勢醫療藥物。據悉，喬治六世是位自己相當擅長使用順勢醫療藥物的人，他並正式授與倫敦順勢療法醫院（London Homeopathic Hospital）皇家頭銜，所以現在這家醫院的名稱爲皇家倫敦順勢療法醫院（Royal London Homeopathic Hospital）。目前的女皇伊莉莎白二世（1926—），即爲於1952年登基的喬治六世國王之女，女皇伊莉莎白二世是該所重要的醫院之贊助人，該所醫院並於2005年進行花費3500萬美金的更新。

　　對於皇家而言，最爲著名的順勢醫師乃是**Sir John Weir**（**1879—1971**），他曾任下列六任英國皇家統治者之醫師：國王愛德華七世King Edward VII、喬治五世George V、愛德華八世、溫莎公爵、喬治六世George VI、伊莉莎白二世Elizabeth II、瑞典的國王Gustav V（1858—1950）和挪威的國王 Haakon VII（1872—1957）[註60]。

在十九世紀中期的英國中，早期的順勢療法之成長，主要歸功於皇室的支持與英國的貴族階級。首位英國皇室的英國順勢醫師昆恩醫師，是Devonshire公爵夫人（1765—1824）的兒子，因此他自己本身也是位貴族。當昆恩醫師於1832年在倫敦開始全職以順勢療法來行醫時，他主要為自己的貴族階級成員們治療。在十九世紀中期，窮苦的人民並無法負擔醫師的醫療費用，而往往改請藥草師父和藥劑師來照護他們的健康。

另一個英國皇室接受順勢療法的原因是，順勢療法著重為每個人提供個人化的治療方式，並非像任何人都開給同樣的醫療藥物一樣，而對於他們而言乃是比較具有意義的。這個人化處方（同病不同藥）的前提，乃是順勢療法中不可或缺的一部分，而個人化處方對於受過高等教育的人士而言也極為合理。

而皇室身為基督徒的事實，可能也使其在順勢療法的連結上，巧妙地扮演了推波助瀾之力。順勢療法在歐美國均有著來自宗教高層的人士持續支持（相關於這個主題的更多資訊，煩請詳參本書的第十二章，宗教高層與精神領袖）。

通常一個理事會中，主要由教會聖職人員和銀行家組成；一些授勳人士及貴族成員，很少管理大部分是醫治窮人的順勢療法診療所。此為歐洲和美國的常見模式。

英國皇室不僅只藉著尋求順勢醫師之醫療，來表達他們對於順勢療法的支持，他們並鼓勵其他人也效法他們，他們並為他們所相信的順勢療法捐助資金。許多英國的皇室都是順勢療法的組織和醫院的贊助人。在這些皇家的眾多贊助人名單上，僅列出下列幾位：HRH Princess Adelaide（1880—1940）；the Lord Mayor of London；Sir George Wyatt Truscott（1860—1940）；the

Duchess of Hamilton and Brandon（1865—1940）; Lord Cawdor（1870—1914）; Lord Robert Grosvenor（1801—1893）; the Earl of Wemyss and March（1857—1937）; 和Earl of Donough-more（1875—1944）。

此外還包括：Beaufort的公爵們；劍橋的公爵們；Earl of Essex；Lord Gray of Gray；Viscount Malden；Lord Ernle；Earl of Kintore；Earl of Kinnaird；the Lords Paget；Sutherland的公爵們；Earls of Dudley；Lord Leconfield；Earl of Wilton；Earl of Albermarle；Viscount Sydney；Lady Radstock；Northumberland；Earl of Scarborough；Earl of Dysart；Marchioness of Exeter；Countess Waldegrave；女伯爵Countess of Crawford and Balcarres；Lord Headley；Earl of Plymouth；Lord Calthorpe；Earls of Shrewsbury；Lord Horder；Lord Gainford；Lord Moynihan；Lord Ernle；Lord Ampthill；Lord Home；Viscount Elibank；和the Earls of Lichfield。我們在這份早已令人印象深刻的名單之外，還可再加上為數眾多的騎士、男爵、軍官和宗教高層人士。

Sir Henry Tyler（1827—1908）是另一位順勢療法的受封勳銜且富有的贊助人。他不僅只自己捐贈龐大金額，以使倫敦順勢醫療醫院得以擴建，同時他的女兒更是後來知名的**Dr. Margaret Tyler**（1857—1943）醫師，她也成為一位在倫敦舉足輕重的順勢療法的醫師。她並著作了《順勢療法的藥劑圖誌 Homoeopathic Drug Pictures》一書。這本書目前在執業的順勢醫師界中，仍舊是一本相當普及的書籍，她並是名為《順勢療法 Homoeopathy》的重要期刊之編輯。

綜上所述，毫不令人訝異的是，順勢療法在十九世紀的英國因之被稱為「富人之療方」。

其他的歐洲統治者

為數眾多的歐洲統治階級，不僅本身是順勢醫師的病人；同時更是該醫療系統的提倡者。由於歐洲皇室在過去的習慣上，在缺乏明顯而強烈的理由下，並不會表達出他們的擁護，相當重要的是，去試問為何有如此眾多的歐洲統治階層對於順勢醫學如此之支持。最顯而易見的是，在與當時代的西醫相較之下，順勢療法之於他們而言具有非常好的療效，而且順勢療法還比強力藥劑、放血和使用水蛭，要安全很多。

可能的推論是英國皇室，從德國皇室那邊認識了順勢療法，因為德國皇室全部都是順勢醫學系統的強力支持者，順勢療法在最先並是由德國醫師山姆·哈尼曼醫師所創立的。德國的國王均尋求哈尼曼醫師及其弟子的順勢療法之照護。因此，當維多莉亞女皇Victoria（1819—1906）嫁給德國的王子Albert of Saxe—Coburg and Gotha（1819—1861）後，德國皇室對於順勢療法的興趣，便開始普及到英國皇室中，即使維多莉亞女皇自己本身並沒有為了支持順勢療法而發聲[註61]。

此外，比利時的皇室也是順勢療法的提倡者。後來成為國王的Leopold王子，也延請Dr. Quin醫師為他提供順勢療法之醫療[註62]。很快地其他國家的皇室也開始求助於順勢醫師，甚至更進而成為這個新的、較安全的醫療系統之提倡者。

早在昆恩醫師成為順勢醫師之前，對眾多的皇室成員而言，他早已是位受到高度尊崇的醫師。昆恩醫師甚至被召喚為拿破崙Napoleon Bonaparte的私人醫師，不過在昆恩醫師去為拿破崙醫治的那個日子來到之前，拿破崙就已經去世。

法國的統治者

　　相關於皇帝拿破崙一世Napoleon Bonaparte（1769—1821）對於順勢療法的興趣，有一些證據，但也有一些重大的爭論。在此先行回溯一下相關歷史背景，值得一提的是，當拿破崙的軍隊在1812年從蘇俄撤軍時，一場斑疹傷寒正肆瘧於他的軍隊當中，而當時以順勢療法成功治療這場流行性疾病的消息於是傳遍歐洲。事實上，哈尼曼和順勢療法最早期的知名度，便是建立在此時成功治療患有斑疹傷寒之病患。拿破崙一世的下一場戰爭，亦即挫敗慘重的一役，發生於1813年的德國萊比錫，當時哈尼曼還住在此地。在此戰役中，拿破崙的軍隊被由Karl Phillip von Schwarzenberg （1771—1820）的將領和親王所率領的軍隊所擊敗。這位將領後來成為哈尼曼醫師的病人與順勢療法的支持者。

　　哈尼曼醫師的主要傳記作家Richard Haehl，MD，紀錄了拿破崙在萊比錫戰役後接受一位順勢醫師的治療，並從中獲得非常正面的經驗，因此他表達了對於順勢療法這個醫學系統之極高推崇。Haehl寫道：

當拿破崙在厄爾巴島（Elba）上，爲Dr. [J. P.] Maragnot醫師以順勢療法的系統治療一種危險的糠疹（一種皮膚病），皇帝拿破崙因此恢復健康，並請他的醫師教導他認識這個新的醫療藝術，並將之稱爲「自印刷術發明以來，最爲良善的發現」。

Haehl進一步紀錄，拿破崙一世原本計畫在1813年重返法國之時，「要在他的王國中的所有醫學院裏，均設立順勢療法的課程。」，但拿破崙一世從未重掌法國政權。不過，Haehl也紀錄了，哈尼曼曾在1825年10月17日時寫道，他對於這則報導的精確性高度存疑，並將此項訊息描述爲「不可能，且顯然是杜撰之事，並且是完全缺乏證據的[註63]」。在所有拿破崙的重要傳記著作當中，沒有任何一本有提到拿破崙關於順勢療法的興趣和親身體驗，如果上述拿破崙相關於順勢療法的陳述爲眞實的話，我們應該就會看到一些關於順勢療法的陳述。而更多證據指向，拿破崙自己主要是由他當時代的正統醫師爲他醫治，且這些療程並且加速拿破崙因爲胃癌的死亡時間[註64]。

在一本爲紀念赫林醫師Constantine Hering, MD（1800—1880），而出版的書中，就提及赫林是反對對政府領袖獻殷勤的。赫林寧可自己的動機被輕視，也不願意勉強情況下被引見，也這在拿破崙於1812年行軍深入蘇俄之前，閱讀哈尼曼的大作《醫學原理Organon》，（最早於1810年出版，是第一本描述順勢療法的科學與藝術的書籍時）也幾乎同時。不過，若要事後諸葛一番，赫林看到拿破崙被推翻時應還是相當高興，因爲赫林認爲抑制藝術和科學，正如失去個人自由一樣令人厭惡（Hering, 1880, 86—87）。

關於路易‧拿破崙Charles Louis Napoleon Bonaparte（又名為**拿破崙三世Napoleon III**）（1808—1873），則有更多證據顯示，相關於他對於順勢療法的特殊興趣與推崇[註65]。拿破崙三世是拿破崙的姪子，拿破崙三世並在1848—1852年間擔任法國總統，接著擔任皇帝到1870年。拿破崙三世從**達韋醫師A．J．Davet**（1797—1873）接受了順勢療法治療。達韋醫師是哈尼曼早期最「正統」的順勢療法的學生之一。達韋醫師也因著他為皇帝拿破崙三世所提供的順勢療法治療，而被拿破崙三世聖諭冊封騎士十字榮譽（Knight's Cross of the Legion of Honor）的勳銜。達韋醫師為義大利裔的法籍人士，他並成為義大利大使和義大利總理的醫師。

拿破崙三世也從**洽吉醫師Dr．Alexandre Charge**（1810—1890）那裏取得順勢療法治療。這位醫師並在一次嚴重的霍亂流行病中，前往法國南方去治療一些村莊居民。由於在該次的流行病肆瘧當中，洽吉醫師提供了超卓的醫療服務，拿破崙三世因而聖諭冊封他榮譽軍團勳章（Legion of Honor）。紀錄顯示他在1849年時，治療了1,662個霍亂病例，其中只有四十九個死亡病例（2.9%），相較於其他醫院中10%或更高的死亡率。「因著他在此次的霍亂流行疫情中，所作的貢獻」，教宗庇護九世Pope Pius IX 也冊封洽吉醫師「聖大額我略教宗騎士團爵士」勳銜（Order of St．Gregory the Great）。

拿破崙三世的太太**歐吉妮女皇Empress Eugenie**（1826—1920），將順勢療法引介給她的先生。歐吉妮女皇也相當依賴自己的順勢醫師**Dr．Jules Bocco**；在1855年時，歐吉妮女皇則尋求來自西伐利亞（德國）Münster之**Dr．Clemens Maria Franz von**

Böenninghausen（1785—1864）。Böenninghausen醫師被哈尼曼視爲他最傑出的學生，和最受尊崇的同事之一^{註66}。

1861年時，歐吉妮女皇特別聖諭冊封德亦迪**Count des Guidi**（1769—1863）勳銜時，他是法國首位和年紀最大的順勢療法醫師，女皇並宣稱道：「您爲人類實則貢獻良多」。

1861年4月20日時，拿破崙三世聖諭冊封 von Böenninghausen騎士十字榮譽勳章的勳銜。von Böenninghausen的長子Karl並娶了美樂玲（山姆·哈尼曼的第二任太太所領養的女兒）。美樂玲因著和拿破崙三世的交情，使其有辦法能夠取得皇帝在不需要經過一般醫學考試就授與她女婿，得以在巴黎以順勢療法來執業行醫之許可。

拿破崙三世也聖諭冊封**Dr. J. Mabit**（1781—1846）騎士十字榮譽勳章的勳銜。Dr. Mabit是波爾多一所醫院的院長，他並在此醫院提供順勢療法和對抗療法的醫療，透過他在療效上的比較，結果持續顯示出順勢醫療藥物的優越性。Dr. Mabit也是發明聽診器的René Laënnec（1781—1826）的非常親近之朋友。且Dr. Mabit醫師並是波爾多首位使用這項新技術的醫師。

波旁家族Bonaparte family使用順勢療法的歷史，並非全是正面的。拿破崙21歲的姪女Bathilde Bonaparte的健康危機與最終的死亡，並成爲其家族和國家的悲劇。Bathilde嫁給了律師、政治家和拿破崙法典的作者Jean—Jacques—Régis de Cambacérès 的兒子Louis Cambacérès。拿破崙堅持他的姪女應該給對抗療法的醫師Dr. Rayer診治，而Cambacérès的家族則堅持要採取順勢療法治療。當她四個月後死亡時，在重覆的放血之後，Cambacérès家族和順勢醫師對於對抗療法的醫師多有怨言，而對抗療法的醫師

則對順勢醫師多有怨言。

其他波旁家族的成員則是受益於順勢療法。拿破崙三世的同父異母的弟弟Charles Auguste Louis Joseph（1811—1865），之後成爲duc de Morny，他在1850年代的時候染上霍亂，但藉著順勢醫療藥物得以救活。

拿破崙一世的哥哥Joseph Bonaparte（1768—1844），在他擔任那不勒斯國王和西班牙國王時，也是接受順勢療法的醫師**Dr. Jules Bocco**之治療。

在拿破崙三世取得政權之前，法國最後的國王路易·菲利浦（**King Louis Philippe**）（1773—1850），早已經部分尋求順勢療法之醫療。在哈尼曼來到巴黎的時候，哈尼曼的法國太太Melanie，向國王請求並徵得國王同意，而透過Melanie的朋友教育部長M. Guizo，給予哈尼曼使用順勢療法來執業行醫之許可。

蘇俄的統治者

在蘇俄早期的歷史中，順勢療法也在多位統治者中變得得到普及。大公^{註67}**Constantine Pavlovich Romanov**（1779—1831）就曾公開贊助順勢療法，他就許多女公爵一樣，也延聘順勢醫師**Dr. Jean Bigel**（1769—?）來作爲他的個人醫師。這位大公非常滿意他全家人均因順勢療法治療而獲益良多，他因此堅持請Dr. Bigel醫師提供醫療給他的500位子弟兵。Dr. Bigel醫師成爲蘇俄重要的順勢療法提倡者，並著作了一本順勢療法的暢銷書，之後還將一本哈尼曼相關於慢性疾病的重要著作，翻譯爲俄文。

大公君士坦丁Grand Duke Constantine 的兩位兄弟Mikhail大
公和 皇帝尼古拉一世Nicholas I（1796—1855），也開始對這個
新的教學內容產生興趣。尼古拉皇帝後來成為Czar Nicholas，據
悉他個人影響了許多醫師，並使其開始研讀順勢療法，而尼古拉
更於每次下鄉時，都一定會帶著自己的順勢醫療藥物之藥箱。但
即使皇帝尼古拉有著無比堅毅的性格，鋼鐵般的意志，和他職位
上的所有權力，但尼古拉仍然無法如Dr. Carl Frantz Von Villers
醫師所說的，足以擊垮「由醫學階級組織所築起並圍護其專業領
域的萬里長城。」。

在1841年時，莫斯科有一所順勢療法的醫院興建，1849年時
另一所醫院也在Nizhniy—Novgorod（蘇俄第四大城市）興建。由
於蘇俄統治階級和宗教高層人員（煩請詳參完整版第十三章，宗
教高層人士與精神領袖）的支持，使得順勢療法在接下來的數十
年中，甚至普及程度還更上一層樓，並使得順勢醫療得以運行於
領土遼闊的蘇俄之最偏遠地區。

尼古拉一世娶了普魯士的Charlotte公主Alexandra Feodorovna
（1798—1860）。亞歷珊卓皇后Empress Alexandra對於順勢療法
相當欣賞，因此她委託英國順勢療法藥局Ashton&Parsons，為她
製作一個鏤製其徽章的順勢醫療藥物箱。這些有Romanov的裝飾
羽毛和大英王冠的醫藥箱之一，也於2006年五月在e—bay賣出。

尼古拉和亞歷珊卓其中的一個女兒是Olga（1822—1892），
她後來因為在1846年嫁給符騰堡（Württemberg）的Karl王儲（未
來的君王），而成為符騰堡的Olga皇后。Olga皇后是個「如假
包換的順勢療法的使用者，而且她也將此公諸於世。」。當她
在日內瓦湖和瑞士渡假時，她的腿斷了。她堅持請貝克醫師Dr.

Alfons Beck來聖彼得堡擔任她的私人順勢醫師，並對其提供的順勢療法治療的果效非常滿意。貝克醫師在此停留了五年之久，直到醫師的健康因素才返回瑞士。在Olga皇后去世後，一位造訪蘇俄的英國醫師說道，Olga皇后對於順勢療法的支持告訴我們，「儘管許多故事都告訴我，對抗療法的醫師對於順勢療法永不止息而又嚴重的對立，但順勢療法卻仍然得以在該王國中厚植根基的原因之一。」。

在貝克醫師返家後不久，另一位蘇俄公主因為生殖系統發生癌症，並已經擴大到直腸和乳房，而前來尋求他的醫治。公主知悉自己身體狀況的醫療難度甚高，因此向這位醫師允諾，將為她得以多存活的每一個月，就增額支付一筆醫師費用。這位公主並在元旦時，召喚這位醫師前來以贈予醫師禮物。依據蘇俄貴族的禮儀，禮物是放置在地上而受禮者跪下來接受禮物。公主將一個精美的黃金雪茄盒子放在她腳前的小地毯上。貝克醫師在當時是位受到高度尊崇的年長者，與其跪下來接受禮物，他回覆說，「公主，我從未跪下來接受禮物。請您自己保留這份禮物，而且請您不要忘記，我是您的醫師。」公主為貝克醫師所表現出的尊嚴而動容，並且曲身在醫師腳前並將禮物贈予醫師。

在順勢療法的支持者**Czar Alexander II**（1818—1881）被暗殺之後，在聖彼得堡建立了一所順勢療法的醫院，此醫師並以他的名字來命名。他的繼位者皇帝亞歷山大三世Alexander III，並捐獻5,000盧布給這所醫院。該所醫院中的病床，並以尼古拉皇帝、Maria Feodorovna皇后和亞歷山大三世皇帝來命名（大英百科全書Encyclopedia Britannica）。此外，來自電信部長、內政部長和皇室的重要成員之捐贈，均使該所順勢療法的醫師得以拓

展。但是在1918年，在共產黨推翻蘇俄政府後，該所醫院隨即被改由西醫師來掌管。

芬蘭的統治者

芬蘭早期的順勢療法歷史與蘇俄皇室的順勢療法發展史，有著直接的連結。在1809年時，瑞典並被迫將其以前的芬蘭省份割讓給蘇俄。自那時候起，一直到蘇俄大革命為止，芬蘭一直都處於蘇俄王國的統治之下。

1871年時，芬蘭總督Count Nikolai Adlerberg（1819—1892），邀請了受到高度尊崇的德國順勢醫師葛蘭弗格Dr Eduard von Grauvogl（1811—1877），將順勢療法引進到赫爾辛基。葛蘭弗格接受了這項邀請，前提是只要他能夠帶著一位他自己信任的藥劑師一同前往，而該條件也受接受了。

Czar Alexander II在赫爾辛基的軍醫院中，提供兩個病房給葛蘭弗格醫師以作為治療病人之用。葛蘭弗格醫師仍然繼續成功的私人行醫部分，並吸引了遠至聖彼得堡的病人。但是他很快地抱怨說，來自對抗療法的醫師與藥劑師之強烈敵對，使得他的行醫生涯相當困難。葛蘭弗格醫師也擔憂只有慢性病人才會轉診到，他在軍醫院中的順勢療法之醫護單位，並因此造成了一個較高的死亡率。

當他們一起在全國性的視察巡迴旅途中，葛蘭弗格醫師的捐助者亦即總督大人生了重病，葛蘭弗格被迫將其全部時間都用於治療這位重量級病人。他相當清楚如果他的順勢醫學治療無法奏

效時，他所需要面對的後果爲何。所幸的是，總督大人也得確恢復了健康，沙皇並因此聖諭冊封葛蘭弗格醫師Order of St. Anne 的勳銜。可惜的是，葛蘭弗格醫師繼續面對著來自反對者的強烈敵意，並選擇在兩年後返回他慕尼黑的家鄉。

德國的統治者

其實在哈尼曼推廣順勢療法之前，他早已是受到高度尊崇，並已爲德國皇室進行醫療的醫師。在1979年時，他更是Ernst of Gotha和Georgenthal 公爵的醫師（Haehl，1922，II，125）。

哈尼曼的祖國給予他和順勢療法非常大的支持。不管他居住於德國的任何地區，哈尼曼都可取得當地統治政府給予他特別的許可，使他得以使用順勢療法來行醫，並開給他自己的醫療藥物。由於當時來自地方藥局的反對聲浪非常強烈，因此這實在是個難得的特權。

1822年時，**Anhalt**（一個德國的地區，當哈尼曼住在Köethen 時，便居住於此地）的**公爵Ferdinand**授與哈尼曼爲「Hofrath」，這是授與社會重要人士的特殊勳銜。

哈尼曼的侄子**Dr. C. Bernhard Trinius**（1775—1844）也是位順勢醫師，他後來成爲符騰堡公主和Coburg與Gotha公爵的醫師。

Hanover的國王喬治五世**King George V**（1819—1879）及其皇后**Alexandrine Marie**（1818—1907），也受益於**Dr. G. A. Weber**順勢療法的治療。國王也因他所提供的精湛醫護而冊封勳銜。

Dr．Gustav Kramer是位備受尊崇的德國順勢醫師，他並成為Baden（德國的一個州）的大公之醫師。

另一位順勢醫師Dr．Anton Schmit，是Lucca女爵的私人醫師。

Dr．Bernhard Baehr（1828—?）是皇室的醫師顧問和Hanover的國王喬治五世（1819—1878）之私人醫師。他很快地建立了聲譽，且因著他融會貫通而具科學性的《毛地黃（Digitalis purpurea）生理學與治療效果的論述》之著作，使得順勢療法醫師授與Dr．Bernhard Baehr榮譽獎。

G．A．H．Muhlenbein，MD是威廉八世William VIII，Brunswick公爵的醫師。Dr．Muhlenbein原本以對抗療法行醫，但後來成為順勢醫師。他寫道：

> 我已經行醫五十年，在前三十三當中，我是以對抗療法行醫……但我可以向您確認，我每天都感激我的造物主，讓我得以有足夠的年歲，可為順勢療法的事實所說服。一直要到我開始以順勢療法行醫以後，我才對醫療系統的實用性感到滿意。

由於他所提供的醫術精湛，英國王室並因此冊封他Knight of the Order of Guelph的勳銜。

順勢療法並未在我們今日所知的德國的每個地區，都獲得支持。例如，在以前的巴伐利亞王國（首都為慕尼黑），順勢療法即被戰爭部稱為流行的療法，順勢療法並在軍醫院中被禁止。但在其他地區，軍方對於順勢療法的支持相對上正面許多。但在同

一時間的Hessen公國，其戰爭部則裁定除非醫師自己本身也是順
勢醫師，否則將不考慮聘僱於軍方。

奧地利的統治者

順勢療法在奧地利的發展史格外有趣和重要，因爲順勢療法
和順勢醫師在奧地利，遭遇到最強烈的攻擊，並且後來經歷了最
大的成功與廣泛性的接受。

奧地利皇室最早相關於順勢療法的經驗，乃是奧地利國家中
所發生的許多典型的爭論之一。奧地利對抗拿破崙的軍隊統帥是
Karl Phillip von Schwarzenberg（1771—1820）將軍和親王。von
Schwarzenberg將軍在1813年的萊比錫之役中成功擊敗了拿破崙。
當時哈尼曼居住在萊比錫這個德國城市。將軍在當時並未接受順
勢療法治療，而在1817年中風之後，也沒有接受順勢療法治療。
但是當將軍在1819年二度中風時，他便向哈尼曼醫師尋求醫治。
在第一次的順勢療法治療之後，哈尼曼醫師前去探訪該將軍，哈
尼曼醫師驚訝地看到另一位醫師，正在爲將軍放血。由於這個因
素，加上將軍選擇繼續大量酗酒，哈尼曼醫師因此就不再繼續擔
任他的醫師。過了不久以後，將軍就去世了，而西醫師們和藥劑
師們，都因將軍的去世而同聲指責哈尼曼。

德國的文豪Johann Wolfgang von Goethe嚴厲批評，當時代的
西醫療法和醫師們是如何的費盡心思來阻止順勢療法之推廣。在
1820年5月5日的時候，他寫道：「在此處一場匪夷所思的遊戲，
正在進行當中，那就是拒絕和防堵各類型的更新。例如沒有人被

允許使用哈尼曼的醫療方式」。

　　奧地利的國王法蘭西斯一世Francis Ⅰ（1792—1835），實際上也在1819年到1835年之間，禁止順勢療法的使用。在1828年時，他下令進行一項為期60天的順勢療法治療之實驗。雖然五十三位在醫院中使用順勢療法治療病人的當中，只有一位病患去世，且九位患有嚴重發炎性疾病的病患，全部都因順勢療法而治癒了，但是監督該實驗的西醫師群中的Zang醫師卻說道，「大自然所能成就的真是太美妙了」。儘管在數年後的新皇帝繼位之前，順勢療法的禁令並未撤除，但是奧地利的Johann大公（Archduke），在這次實驗後不久，即任命一位順勢醫師作為他的私人醫師。

　　在1835年法蘭西斯一世去世後，順勢療法經歷了空前的成長。事實上，多位奧地利皇室均成為順勢療法的醫師。因著Gustav Auersberg伯爵（Count）在順勢療法治療上的空前成功，更使得病人們絡繹不絕的前來向Count Gustav Auersberg求診。**Wilhelmina Auersberg公主**，以其善心而聞名，公主在她Bohemia的莊園中之別墅間奔走，以提供順勢療法治療給她迫切需要醫療的房客。她在Bohemia，Zleb建了一所十二個病床的醫院以提供醫療給鄉下人，並由她的醫師Dr. Kohout駐診。1846年時，**Countess Harrach**也在Nechanitz，建立了一所窮人的順勢療法醫院，並在該所醫院的前三年當中，就治療了404個病人。

　　之後，Count de Fickelmont，His Majesty the King of the Two Sicilies的奧地利大使，在維也納的時候，也寫了一封極力支持順勢療法的信給本身為順勢療法的朋友之將軍Luigi Caraffa。這位伯爵寫道：

本系統（順勢療法）已通過試驗階段，並在試驗中被認爲非常之成功。此解釋了爲何反對者竭盡所能地阻止這份報告之發表。我發現到自從我上次到維也納旅行以來，順勢療法有了長足的進步。此結果將會是再也沒有人可以拒絕去相信事實的證據。被治癒的病人就是活生生的見證，且一定會使人們改變想法。

　　這個新的療法繼續在整個帝國中被推廣。上層社會階級給予順勢療法支持，富有階級也以他們的方式贊助順勢療法，許多科學界的領導人物則致力於順勢療法之推廣。

　　在1840年代時，許多觀察家注意到，順勢療法在奧地利比在其他歐洲國家都還要更廣爲風行。在奧地利各地均設有醫院和診療所，而且順勢醫師幾乎和西醫師一樣多。維也納大學（University of Vienna）和軍事學校也都聘僱順勢療法的教授。醫學生也可選擇不同的系統。更有甚者的是，the Duke of Batthyanny of Fkervar, Vienna, and Stein—am—Anger也有自己專屬的順勢醫師 **Dr. H. Rosenberg**。

　　因著Field Marshall Radetzky精湛醫術之療效，而更加推升了順勢療法在奧地利普及程度。**Joseph von Radetzky**（1766—1858）是位貴族和奧地利的將軍，並因爲Johann Strauss的《拉特斯基進行曲Radetzky March》而永垂不朽。皇帝在Radetzky70歲時，選任他爲陸軍元帥以在1836年時帶領奧地利軍隊。在1841年時，Radetzky的右眼眶長了腫瘤。由於Radetzky是皇帝心愛的臣子，皇帝於是堅持要他給兩位眼科學教授Francisco Flarer和Friedrich Jaeger[註68]醫治，但這兩位醫師都說他無藥可醫。

Radetzky之後轉向順勢療法醫師**Dr．J．Christophe Hartung**（1779—1853）求診，他是哈尼曼的一位同事和早期的學生。在不到六個星期的時間內Radetzky就完全好了。

正如同許多由順勢療法治療所治癒的病例一樣，西醫師和藥劑師都會質疑病症和治療的可信賴性。在陸軍元帥Radetzky被治好後十五年，一個西醫的醫學期刊提出了質疑，但是這位陸軍元帥強而有力的回答，並宣稱他所接受的順勢療法治療之高度價值乃屬千真萬確之事。

義大利的統治者

由於奧地利占領了那不勒斯之故，而使得順勢療法得以傳入義大利及其統治者中。奧地利的軍隊統帥**Baron Francis Koller**是哈尼曼忠實的跟隨者。當他首次於1822年到達那不勒斯時，他也派遣了他個人的順勢療法醫師**Dr．George Necker**。Necker在那不勒斯生活並行醫四年，在這四年當中，他成功說服了三位重要的義大利醫師相關於順勢醫療藥物的療效與價值。這三位義大利醫師分別為Doctors Francesco Romani，Giuseppe Mauro和Cosmo Maria de Horatiis。

Dr．Necker醫師除了自己私人的行醫工作之外，他並於1823年五月時，開設一家窮人診療所。在該診療所中，他總是可以獲得Dr．Romani醫師的協助，且有時可以獲得Smicht和Kinzel醫師的協助。在1824年時，那不勒斯的皇后派遣Necker到羅馬去為她的姊妹Maria Louisa of Bourbon醫治，Maria後來成為Etruria的皇后

和 Lucca，Carlo Lodovico的攝政公爵的母親。Dr．Necker爲Lucca
（在托斯卡尼Tuscany）的公爵任命爲他個人及其宮廷的醫師[註69]，他並擔任此職務到1847年。

　　三位成爲Dr．Necker順勢療法的同事之義大利醫師，都是義
大利最頂尖的醫師。**Dr．Francesco Romani**不但在那不勒斯和國
際間均已樹立醫術精湛的聲譽，同時更是位卓越的知識分子與
詩人。英國貴族的Lord Shewsbury甚至在1831年延請他到其莊園
中，以作爲他個人的順勢醫師，因而使得Dr．Romani成爲在英國
執業的順勢醫師。Dr．Romani並是那不勒斯皇后Dowager個人的
順勢醫師。**Dr．Giuseppe Mauro**醫師是位卓越的醫師，也是波
本（Bourbon）的minister of the royal house，Prince Ruffo之個人
醫師。Dr．Cosmo Maria de Horatiis醫師，是就任於Athenaeum of
Ticino外科要職之著名解剖學者安東尼奧‧斯卡帕Antonio Scarpa
的接班者。有些史學家認爲這份榮譽遠遠超過地球上任何一位
國王所能授與之勳銜。他也是那不勒斯軍隊的主任外科醫師；
軍醫院的檢察總長；世襲的王子Calabria的公爵；後來這位王子
成爲法蘭西斯一世Francis I，Dr．Horatiis醫師也成爲這個國王的
醫師，隨後Dr．Horatiis醫師又成爲那不勒斯大學（University of
Naples）的臨床外科教授，也是哈尼曼著作翻成義大利文的首位
譯者。

　　此外，也相當重要的是，在1828年時，Dr．Romani醫師使他
的同鄉**Dr．Count Sebastiano de Guidi**醫師也轉向順勢療法。De
Guidi醫師後來在一所法國大學中擔任相當高的職位，他起先是
數學教授，後來成爲醫學教授。由於他太太生了重病後被治好之
經歷，使他成爲法國首位且後來也是年紀最大的以順勢療法行醫

之醫師。他被視爲法國的順勢療法之父。

1826年時，**Settimio Centamori，MD**成爲第一位在羅馬以順勢醫師身分執業的醫師。據了解，他成功原治好了許多染上霍亂的人，但是在1837年時，他並沒有成功治好死於霍亂的St. Peter之教區長。許多西醫師控告他對這位高級教士下毒，但是他的聲譽並未因此受到嚴重影響。事實上，他並成爲Lucca公爵的醫師，且在1842年時娶了法國的皇室拿破崙一世的姪女Charlotte Bonaparte。

現在義大利的一部分之薩丁尼亞（Sardinia）國王**Vittorio Emmanuel**（1820—1878），也尋求順勢療法治療。

西班牙的統治者

西班牙的王室也推崇順勢療法。在1829年時，西班牙的國王**Ferdinand VII**（1784—1833）娶了（Savoy在1860年時變成法國的一部分）國王的女兒Donna Maria Cristina。婚禮在馬德里舉行，其中一位客人爲那不勒斯國王Ferdinand II，他還帶著他的順勢療法醫師Dr. Horatiis同行。起初順勢療法並未快速推廣，其中主要是因爲西班牙直到1840年一直內戰頻仍。**Dr. Don Andrés Marino**是馬德里最受尊崇的西醫師之一，他後來成爲順勢醫師，並與有榮焉地成爲西班牙皇后的醫師。

西班牙王室在開始接觸到曾向哈尼曼本人學習順勢療法的**Dr. José Nuñez**（1805—1879）醫師後，便產生了對於順勢療法的濃厚興趣。Nuñez醫師在法國研讀和行醫之後，於1844年返回

西班牙，並繼續以熱情與極佳療效來行醫，此使得他受到所有人的景仰，除了對抗療法的醫師以外。最後，Dr. Nuñez醫師因著繼續攀升的聲譽，而被任命爲**女皇伊莉莎白二世Queen Isabelle II**（1830—1904）的皇后寢宮醫師之一，且一直到1868年的革命發生爲止。皇后也聖諭冊封他Marquis of Nuñez，Grand Cross of Charles III和the Civil Order of Beneficencia的勳銜。

1850年時，一個對抗療法的醫學期刊惋惜道，聖諭竟然准允在一所西班牙大學中設立兩個順勢療法要職，而這乃是「因爲正統醫師愚蠢地同意此系統（譯者註：順勢療法）的一個實驗性測試。」。可惜的是，其他醫學學會很少會選擇給予順勢醫師一個公平的測試機會。

西班牙和葡萄牙的王子**Infante Don Sebastian Gabriel**（1813—?），由另一位順勢醫師**Dr. Tomás Pellicer，Sr.**治好了他非常嚴重的疾病，這位醫師並被受封爲王子寢宮的首席醫師和皇后的榮譽醫師。就像Dr. Nuñez醫師一樣，他也被冊封Knight of the Order of Charles III和the Grand Cross of Isabella the Catholic的勳銜。這些勳銜也同樣冊封予皇室家庭的首席順勢醫師**Dr. Don Andrés Marino**。西班牙皇室在自己被放逐的1868年大革命之後，對於順勢療法的支持更有過之而無不及。Infante Don Sebastian任命**Dr. Joaquin Pellicer，Jr**爲他寢宮的第二順位醫師，而在巴黎Her Majesty Queen Isabella II則選任了受到極高尊崇的法國順勢醫師**Dr. Leon Simon**來照護她的健康（History of Homeopathy in Spain，1876）。

普魯士的統治者

　　十九世紀時，普魯士的地理位置，位於目前德國的東北部，波蘭的北部，蘇俄的東部和立陶宛。普魯士以前的首都是柏林。正如同在歐洲的許多國家一樣，醫師們可以開給順勢醫療藥物或西醫醫療藥物的處方，但是醫師不見得都被允許可以配藥給病人。法規上規定必須設立藥局，以為醫師處方進行配藥。但是由於藥局被要求需依照所給的配藥量來收費。銷售順勢醫療藥物讓他們賺不了多少錢，而此乃因為劑量極少之緣故。由於製造與銷售順勢醫療藥物的經濟面向非常艱難，使得許多藥局於是銷售造假的順勢醫療藥物。

　　因為這個緣故，哈尼曼和許多順勢醫師均企圖自己製造醫療藥物，有時更會因為這個緣故而被逮捕。但是哈尼曼和他的同事們向他們的皇室病患請求授與特別配藥的許可，此要求也終在下列時間被接受 —— 1829年在普魯士和符騰堡，和1833年在Hessen。這個在普魯士的全國性奮戰也終於在國王Friedrich Wilhelm IV（1795—1861），於1843年頒發自行配藥的許可給順勢醫師，而劃下句點。

　　1842年時，國王Friedrich Wilhelm IV，寫了下列這封信給他的順勢醫師Dr. Matthias Marenzeller（1765—1854）：

　　　　我非常感激您在10月14日的信中，對我健康照護所建議的順勢療法治療之信心，我對於這個重要主題的建議，所賦予的不僅只是小小價值而已，而且這建議乃

是來自於已經以順勢療法成功行醫一整個世代的您。我
將願意繼續，正如我所開始的，給予這個順勢療法的
系統，各種可以促進其發展的協助。我已經批准了一所
順勢療法的醫院之設立，並從國庫中允諾必要的資金，
我也計畫准許順勢療法醫師，得以在某些情形下自行配
藥，目前這個部分正在商議中。

　　順勢療法在更早時期中，於普魯士也得到了來自Friedricka
公主（1767—1820）的支助。這位公主任命哈尼曼的最早期醫
師Dr. Julius Aegidi （1795—1874），作為他私人的醫師。可惜
的是，Dr. Aegidi醫師在生活和行醫之中，均遭受到嚴重騷擾與
法律威脅，此使他因而被迫於四年後便即辭職。所幸的是，這
位公主又找到另一位哈尼曼派的較資深醫師Dr. George Heinrich
Gottleib Jahr （1800—1875），來接替Aegidi的職位。

　　由於這些使用順勢療法的醫師，所經驗的良好療效，使得
Erfurt區的Royal Prussian Hofrath Nordmann of Muhlhausen，寫了
一封信給哈尼曼請他推薦一位順勢醫師給他的地區和他自己。

荷蘭和其他歐洲國家

　　荷蘭皇室對於順勢療法的興趣始於國王威廉一世King William
I（1772—1843），據了解他也在布魯塞爾的順勢療法醫師L. J.
Varlez, MD的醫護之下。後來荷蘭的國王威廉三世King William
III（1817—1890），也有自己的順勢療法醫師Everhard教授。

Dr. Joseph Attomyr（1807—1856）是哈尼曼早期的一個學生。哈尼曼特別欣賞他回覆專門寫不正確消息以攻擊順勢療法的醫師和藥局時之機智。Dr. Attomyr後來成為**Zips**（今日稱為Spiš）的**Czaky**伯爵之個人醫師。Spiš之前在匈牙利，但今天則是波蘭的行政畫分下的一個縣。後來，他成為義大利托斯卡尼Tuscany的Lucca公爵之個人的順勢醫師。

Dr. H. Rosenberg是**Stein-am-anger**（今日稱為Szombathely，是匈牙利一個行政畫分下的城）的**Batthyany**公爵之私人順勢療法醫師。Dr. Rosenberg醫師引介了幾個醫藥給順勢療法，其中包括了小蔓長春花（Vinca minor），此為治療癌症一個的重要用藥（西藥公司即是使用這個物質製作一種名為Vincristine的化療普遍用藥）。

在匈牙利，**Viceroy Joseph**除了贊助順勢療法以外，更熱心鼓勵順勢療法的推廣。在1844年時，匈牙利政府的上院與下院全體一致同意在首都設立一所具有大學地位的順勢療法醫院。三家順勢療法的藥局隨後很快設立，而且由更高層級所支持的順勢療法的運動，也很快在全匈牙利蓬勃推動。

非常相似地，順勢療法在德國政府中也得到普及，而捷克共和國則因在1830年代和1840年代霍亂流行的疫情中順勢療法所發揮的卓越療效，而使得順勢療法得以在十九世紀上半期的捷克被接受。在此之後，順勢療法有了具有影響力的支持者，尤其是諮詢順勢療法醫師的貴族成員們。Windischgrätz和Lamberg zu Zusiowitz的王子們，以及Wilhelmine Auersperg公主，據悉都有自己的順勢醫師作為他們的個人醫師。這位公主據悉還是她家鄉一所小型順勢療法醫院的捐助者。

今日的英國皇家順勢醫學

英國女皇伊麗莎白二世Her Majesty, Queen Elizabeth II
（1926—）是一位積極支持順勢療法的人士。她是皇家倫敦順勢
療法醫院（Royal London Homeopathic Hospital）的贊助人，這所
醫院最早是由第一位「皇室醫師」Dr. Frederick Quin所創設。女
皇御醫順勢醫師**彼得費雪醫師Dr. Peter Fisher**，也是皇家倫敦
順勢療法醫院的醫療院長，和醫學領域的重要學術期刊《順勢療
法Homeopathy》原本名為《 British Homoeopathic Journal》之編
輯。

直到太后Her Majesty the Queen Mother於高齡101歲去世為
止，她一直都是英國順勢療法協會British Homeopathic Association
的主要贊助人。Gloucester公爵，也就是以前的 Richard王子，到
目前仍是該協會的皇室贊助人。Alice公主，即已故的Gloucester
女爵，並是Blackie Foundation Trust的贊助人。Blackie Foundation
Trust乃是為紀念，在1969年到1980年行醫的前任皇室順勢療法醫
師Dr. Margery Blackie而設立。現在的Princess Alexandra，即Lady
Ogilvy乃是Blackie Foundation Trust的贊助人，而Roxburghe女爵更
擔任該組織的副會長之一。

**威爾斯親王暨查爾斯王子（Prince Charles, the Prince of
Wales）**（1948—），乃是現代皇室成員中，最直言無諱表達他
所推廣的「替代醫學」註70的一位。1982年時，他成為英國醫學學
會British Medical Association的會長，其使命乃是促進醫學團體能

夠了解正統醫學之問題與局限，並讚揚許多互補療法之貢獻，其中也包括順勢療法。

1966年查爾斯王子成立了現在名為「整合醫療基金會」（The Prince's Foundation for Integrated Health（FIH））的機構，並實際捐助了幾近200萬英磅給這個慈善團體。1996年2月時，查爾斯王子召開並主持了一場研討會，與會者為不同的跨醫療專業人員，其主旨在討論提昇醫療服務的溝通與合作之實際步驟。在此立意下，因此成立了許多工作小組，以進行研究與發展、教育與訓練，法規和整合醫療的提供。

1998年5月28日時，查爾斯王子在一場由「整合醫療基金會」（FIH）所召開的會議上，發表演說時說道：「我希望我們能夠看到研究方面的提昇，這不僅只是相關於互補與另類療法的療效與安全性而言，而也包括了什麼是民眾對於他們健康的期望，以及為何民眾尤其比較少使用正統的醫療服務。」

查爾斯王子繼續說道：「這並不是正統醫學的接管問題，或是互補與另類療法降低了正統醫學的知識水平之問題，而是藉著橫跨各種不同的訓練，達到彼此教學相長。」查爾斯王子補充道：「當我回想十五年來，我在「英國醫學會」（BMA）的150周年紀念會中致詞時，令人鼓舞的是，我們已經昂首前行，並且足以召開一場像今天這樣的會議。」。

可惜而又有些奇怪的是，美國與歐洲的媒體，經常輕視查爾斯王子，儘管他有著令人讚嘆的智慧，和他長時期對於市井小民的健康與福利之承諾，以及他對於正統醫學的思想與醫療之重要而嚴厲的問政方式。

查爾斯王子可能是在皇室中，支持順勢療法醫學的成員裏，

最具代表性的發聲者，但是他和女皇並不孤單。戴安娜王妃**Di-ana**，**Princess of Wales**；安得魯王子**Prince Andrew**和約克公爵**Sarah Ferguson**，**Duchess of York**也都向**Jack Temple**尋求順勢療法的醫療。Jack Temple是位非西醫的順勢醫師，他在2004年於高齡86歲時去世。戴安娜王妃也是倫敦的「另類與互補醫學」之Hale Clinic的固定病人。該診所是由查爾斯王子所設立的。戴安娜的女性知己同時也是「替代療法的治療師」Simone Simmons，Simone也證實查爾斯王子和黛安娜及其孩子們都只使用順勢療法和互補療法。」。

1997年時，約克公爵夫人莎拉Sarah，Duchess of York，也在一次未公開的旅行當中，前往**Dr. Isaac Mathai**醫師位於印度的邦加羅爾（Bangalore）之全方位醫療中心。當一位記者詢問她：現在您已進行了全方位的療程，那麼您對另類療法的認知為何呢？莎拉回答說：「在家鄉我們使用順勢療法的系統已經淵源已久。我去世於1996年12月的祖母，便是一位順勢療法的醫師。在我的孩提時代中，每當感冒或有其他病痛時，就會給我們吃山金車」。

◆本章參考文獻

1. Atkin, G. *The British and Foreign Homoeopathic Medical Directory and Record.* London: Aylott and Company, 1853.

2. Ameke, W. *History of Homœopathy: Its Origin; Its Conflicts.* 1885. Available at http://homeoint.org/seror/ameke/index.htm

3. Baumann, J. *The Old and New Therapy with/of Medicine According to the Writings of Others and According to Personal Experience for the Thinking Public*. German: Das alte und neu heilverfahren mit Medicin. Nadj den Schriffen Anderer und nach eigener Erfahrung.) Remmingen: Oscar Belsenfelder. 1857.

4. Blodi, F. C. Field Marshall Radetzky's Orbital Abscess, *Documenta Ophthalmologica*, 1989, 71:205–219.

5. Bojanus, Dr. C. Historical and statistical report of the rise, progress and present condition of homoeopathy in Russia, *Transactions of the World Homoeopathic Convention*, Philadelphia, 1876, Vol II.

6. Bradford, T. L. *Life and Letters of Samuel Hahnemann*, Letters to Schweikert. Philadelphia: Boericke and Tafel, 1895.

7. Bradford, T. L. *Pioneers of Homoeopathy*. Philadelphia: Boericke and Tafel, 1897.

8. *British Journal of Homeopathy*, 1854, 686 (letter from French medical correspondent). Quoted in Tyler, M. L., Lecture to Missionary Students, *Homeopathy*, April 1932, 1 (4):126–134.

9. By Royal Appointment, *Health and Homeopathy*, Spring 1992.

10. Clarke, J. H. Homoeopathy Explained. London: Homoeopathic Publishing Company, 1905. (Reprinted New Delhi: B. Jain, no date.)

11. Cook, T. *Samuel Hahnemann: His Life and Times*. Wellingborough: Thorsons, 1981.

12. Coulter, H. L. *Divided Legacy: A History of the Schism in Medical*

Thought. Vol. III: The Conflict Between Homeopathy and the AMA. Berkeley: North Atlantic Books, 1973.

13 . Coulter, H. L. *Divided Legacy: A History of the Schism in Medical Thought.* Vol. II: Progress and Regress: J. B. Van Helmont to Claude Bernard. Berkeley: North Atlantic Books, 1977.

14 . *Daily Mail* （UK）, Diana's Confidante Talks about the "People's Princess," August 17, 2005. Available at www.dailymail. co.uk/pages/live/articles/webchats/webchat.html?in_page_id=1868＆in_article_id=146641

15 . *Daily Telegraph* （UK）, Jack Temple （obituary）, February 20, 2004.

16 . Dunsford, H. *The Practical Advantages of Homoeopathy, Illustrated by Numerous Cases. Dedicated, by permission, to Her Majesty, Queen Adelaide.* Philadelphia: John Pennington. 1842.

17 . *Encyclopedia Britannica*, Volume 13, Homoeopathy. Available at http://jcsm.org/StudyCenter/Encyclopedia_Britannica/HIG_HOR/HOMOEOPATHY_from_the_Greek_6pn.html

18 . Everest, Rev. T. R. *A Popular View of Homeopathy.* New York: William Radde, 1842.

19 . Ewers, F. W. *Bewahrte Heilmethod der Lausesucht u des Grindes, ...* （Translation: Tried and True Therapies for Eliminating Lice and Impetigo/mange/scabies）. Ilmenau, 1826.

20 . Forbes, Sir J. *Homoeopathy, Allopathy and 'Young Physic.'* New York: William Radde, 1846.

21 . Granier, M. *Conferences Upon Homoeopathy: The Spread of Home-*

opathy. London: Leath and Ross, 1859.

22. Haehl, R. *Samuel Hahnemann: His Life and Work* （2 vols.）. London: Homeopathic Publishing Co., 1922. （Reprinted New Delhi: B. Jain, no date.）

23. Handley, R. *A Homeopathic Love Story: The Story of Samuel and Melanie Hahnemann*. Berkeley: North Atlantic Books, 1990.

24. Hering, C. *A Memorial to Constantine Hering* （Raue, C. G., ed.） Philadelphia: Globe, 1880.

25. Historical and Statistical Report of the Rise, Progress, and Present Condition of Homeopathy in Russia, *Transactions of the American Institute of Homeopathy*, 1876, vol. II.

26. History of Homeopathy in Spain and its Colonies, *Transactions of the American Institute of Homeopathy*, 1876, vol II, Part II.

27. *Homoeopathy*, Knight Grand Cross of St. Olav, March 1939, p. 96.

28. Homoeopathy in Italy, *Transactions of the American Institute of Homeopathy*, 1876, vol II, Part II.

29. Hoyle, E. P. International Council, *The Homeopathician*, June 1913, p. 249.

30. Hunt, W. F. The Condition of Homeopathy in Europe, *Transactions of the New York State Homeopathic Medical Society*, 1863, 118–123. （The author of this article graduated from Indiana Medical College, a conventional medical college, and later became a homeopath and professor of material medica, medical jurisprudence, and medical botany at the New York Homeo-

pathic Medical College during 1859–1869. He also took an active role in creating asylums for the blind, the deaf, and the dumb, including the State Asylum for the Insane. He wrote the law that made care at these facilities free. Hunt's father was General George Hunt, a pioneer in the Indiana territory, and his great–grandfather was Jonathan Hunt of New Jersey, a colonel in the Continental Army （Wershub, 1967, 34）.）

31 . Jütte, R. *The Hidden Roots: A History of Homeopathy in Northern, Central and Eastern Europe.* Stuttgart: Institute for the History of Medicine, 2006.

32 . Kotok, A. The History of Homeopathy in the Russian Empire until World War I, as compared with other European countries and the USA: Similarities and Discrepancies. PhD thesis submitted to the Senate of the Hebrew University of Jerusalem, November 1999. Available at http://homeoint.org/books4/kotok/index.htm

33 . Kotok, A. The Alexander II Homeopathic Hospital in St Petersburg, *The Homeopath*, Autumn 2000, 79:8–11.

34 . Krauss, J. Hahnemann and Hahnemann's Organon of Medicine, *The Homeopathic Recorder*, November 15, 1925, 40 （11）:481–497.

35 . Lugli, A., Zlobec, I., Singer, G., et al. Napoleon Bonaparte's Gastric Cancer: A Clinicopathologic Approach, *Nature Clinical Practice Gastroenterology* & *Hepatology*, 2007, 4 （1）:52–57.

36 . L' Union Medicale, 1850. Quoted in Progress of Homoeopathy

in Spain, *Monthly Journal of Homeopathy,* 1850, issue 12.

37. Mamiya Medical Heritage Center （Archives of the Hawaiian Medical Library）, 2005. Available at http://hml.org/mmhc/mdindex/nicholsc.html

38. Mitchell, G. H. *Homoeopathy.* London: W. H. Allen, 1975.

39. Morrell, P. British Homeopathy During Two Centuries. Available at http://homeoint.org/morrell/british/index.htm （A research thesis submitted to Staffordshire University for the degree of Master of Philosophy, June 1999.）

40. Mueller, M. L. History and Statistics of the Homoeopathic Hospitals of Austria, *Transactions of the American Institute of Homeopathy,* 1876, vol II.

41. Nicholls, P. A. *Homoeopathy and the Medical Profession.* London: Croom Helm, 1988.

42. Payne, W. E. *Address and Poem delivered before the Massachusetts Homeopathic Medical Society.* Boston: Otis Class, 1855.

43. Pope, A. C. The History and Details of British Legislation Affecting Practitioners of Homoeopathy, *Transactions of the American Institute of Homeopathy,* 1876, vol II.

44. Poulet, J. Approche de l'Homoeopathie, *l'Homoeopathie Francaise,* 1973, pp. 452–454.

45. Poulet, J. *Archives du Chateau de Montgobert, Les Bonaparte et l'homeopathie.* Montgobert: Le Club de Retz, no date.

46. Prince Charles. "Open–Minded" Healthcare. BBC Online. May 28, 1998. Available at http://news.bbc.co.uk/2/low/

health/102246.stm

47 . Rayner, G., and Paveley, R. Cherie health guru who believes
MMR jab is unnecessary, *Daily Mail* （London）, December
26, 2001.

48 . Schmidt, P. Historical Sketch of Homeopathy in Switzerland,
Journal of the American Institute of Homeopathy, February 1926, 19
（2）:164–170.

49 . Smith, D. D. *Notable Psychiatrists in Hawaii Over the Past 150 Years*,
Archives of the Hawaii Medical Library, July, 2002. Available at
www.hawaiipsychiatric.org/HawaiiPsychiatric.data/Library/
History/Hawaii%20Psychiatrists%20Hx.pdf

50 . Vingtrinier, A. Chronique Locale [Local Chronicle], *Revue du
Lyonnais*, 1860.

51 . *The Week*, February 9, 1997. Available at www.soukya.com/
theweek.html

52 . Tyler, M. *Homoeopathic Drug Pictures*. London: Homoeopathic
Publishing Company, 1942. （Reprinted New Delhi: B. Jain, no
date.）

53 . Wells, P. P. What Is Homoeopathy, and What Are the Possibili-
ties and Duties of Its Practice? *The Organon*, July 1879, issue 3.

54 . Young, N. *Napoleon in* Exile: St. Helena （1815–1821）. Lon-
don: Stanley Paul, 1915.

第十二章

宗教高層人士與精神領袖
順勢醫學的療效界於祈禱之外

在莎士比亞Shakespeare的《羅密歐與茱麗葉》中，Friar Law-rence選用植物來製作茱麗葉的昏睡藥劑，他並且告訴我們說：「在這朵小花的嫩皮中，就具有毒效與藥效。」

雖然我們今天不會想到要去向一位宗教界的高層人士，尋求醫療服務，甚或還會對這個想法一笑置之，不過在不太遙遠的過去中，宗教界高層人士經常對於多種醫療系統相當熟悉，甚至有些宗教高層人士自己本身還是醫師。

在十九世紀早期順勢療法剛萌芽時，其最有力的支持中，有些部分即是來自宗教界，而且這份支持還不僅只是來自宗教人士而已，就連許多當時代最受到尊崇的人士，也支持順勢療法。1838年時，紐約州立醫學會的會長即曾表達其遺憾：「順勢療法和其他幾近於幻覺的療法之重要支持者中，有些乃是卓越的宗教高層人士」。

該會長進一步表達其憂慮說：

> 如果任何一個社會中，剛好有一個順勢醫師、一個水療師、一個「信心醫師」或一個催眠師時，那麼就會有十分之一的機會為，如果第一位雇用這上述執業人員之一的人，不是上述中所提及的其中一種受尊敬的紳士的話，那麼或許就是主教自己雇用他。

在猶太教和回教界中深具影響力的領導人物，均表達了他們對於順勢療法的極大興趣與支持，這使我們不禁想提問順勢療法是否有可能在這兩個敵對的人民團體之中，建立起共同點。我們可能會懷疑，如果順勢醫療藥物的使用，可以為不同宗教背景的人士所看見和理解的話，那麼他們之間或許也可找到共同的立基之處。

聖經中相關於順勢療法原則的經文

在德國醫師山姆‧哈尼曼醫師於十八世紀末期和十九世紀早期，最早開始進行實驗之前，順勢療法本身並未正式被納入一個特定的醫療系統中。然而在哈尼曼發現順勢療法以前很久，就有許多醫師、治療師或是一些純粹好奇與觀察入微之士，即已發現到健康和療癒的一個基本原則：疾病的症狀，並非只是人們有「問題」的證據，這些症狀乃是代表著人體身心的反應機制，並藉以對抗發炎、毒物或不同的壓力。

依據「醫學之父」和重要醫學史家—希波克拉底斯Hippocrates，許多醫師與治療師使用醫學的媒介，來「對抗」症狀，「對抗」疾病，或以敵對方式來對抗一個特定症狀。與上述對抗想法的學派與行醫方式截然不同的是，有其他早期的醫師與治療師希望透過使用醫學媒介，來強化、滋養或提昇身體自我療癒的智慧。這些治療師也會使用醫藥的成分，藉以實際誘發或模擬病人所經驗的症狀，以啟動療癒之過程。因此，治療師取其對抗病人的症狀，而將會開給一種植物、礦物或動物的成分，藉以

模擬人體的智慧。

　　似乎摩西Moses天生就具備有上述醫學學派思想的認知。如果我們說或建議摩西是位順勢醫師的話，可能會讓人覺得貽笑大方，但是聖經中的確形容了摩西特定的行為，而這些行為似可詮釋為摩西是位順勢醫師。

　　聖經當中最為人所熟知的故事，乃是描述摩西前往西乃山與神對話。他待在西乃山的時間比以色列人所預期的還要久，以色列人於是就失去耐心，便靠始放棄對摩西所產生的信心。以色列人請亞倫為他們製造一個上帝的神像，以使他們能夠有具體的東西可以崇拜。亞倫聚集了以色列人的金飾與黃金物品，將他們熔化了，就鑄作了一隻金牛犢，以作為富饒的象徵與榮耀生命的聖潔。

　　上帝告訴摩西說，以色列人已經因著做了這些事，破壞了他的名譽，所有上帝的象徵都是錯誤的，這些百姓應該要滅亡，並且由摩西的後代所取代。摩西為百姓的生命與原諒來祈禱和懇求，同時也成功了。

　　當摩西從西乃山下來時帶著十戒（Ten Commandments）。雖然上帝原諒了以色列人的行為，摩西告訴以色列人說，那個崇拜偶像的不配得著上帝十戒的寶物與話語。然後，摩西作了一些值得注意的事情：他拿起了金牛犢，將牛犢砸破，使其熔化，磨得粉碎，撒在水面上，叫以色列人喝（出埃及記第32章）。（編者按：現代的順勢藥物母酊劑來源，如果是用礦物的話，就是用研磨的方式直到其溶於水為止。）

　　大部分的聖經學者堅持說，該行為乃是摩西向以色列人顯示偶像的短暫性，和崇拜假的偶像之愚昧的方式。其他學者則主張

喝下這個水，乃類似於將他們的嘴巴用肥皂加以清洗。

另外一個詮釋摩西該行為的方式，乃是摩西以順勢療法的方式來治療他們。首先，令人印象深刻的，且令人驚異的是，我們可以觀察到聖經完美的描述了，礦物（黃金）的順勢醫療藥物是如何製造的—研磨（專業用語是「粉末化」（triturated）），然後在水中稀釋。另外，引人入勝的是，摩西決定以金牛犢來製造藥劑，據了解當人暴露在過量的黃金之下，會引起許多生理與心理的症狀。就生理而言，我們知道黃金過量時，會引起不同的症狀，其中包括骨頭疼痛和類關節炎症狀。因此，西醫師在幾十年來，使用金製劑（gold salts），來治療某些類型的關節炎並非巧合。就心理層面而言，黃金被發現會引起絕望和沒有希望的感覺—而在疾病末期時，也可能會引起深度憂鬱，甚或具自殺傾向的憂鬱。

似乎摩西判定以色列人崇拜假的偶像金牛犢，乃是絕望和沒有希望的感覺所致，而以色列人在這個沙漠的行為，代表著自我摧毀，亦即自殺式的行為。

不管摩西究竟在想什麼，我們都只能加以推測，但是他製造這個「藥劑」的行為，實在非常類似於順勢療法的藥劑師和順勢療法的醫師。雖然聖經或Torah都未提到摩西將藥劑連續加以稀釋和搖晃，但聖經特別紀錄摩西將黃金磨成粉末，並將其代表他們疾病的象徵加以稀釋，此仍然是相當令人興奮的。

聖經中還有其他相關於順勢療法的「同以治同」之經文。這些例子就如同聖經中的許多故事一樣，並不是按照字面意思來看，而是取其象徵意義的。在下面的例子當中，摩西建議，若是被真的蛇咬了，只要看一個象徵性的蛇，就可免於死亡。

聖經民數記21章，6—9節：

6. 於是耶和華使火蛇進入百姓中間，蛇就咬他們，以色列人中死了許多。

7. 百姓到摩西那裏說，我們怨讟耶和華和你，有罪了，求你禱告耶和華，叫這些蛇離開我們，於是摩西爲百姓禱告。

8. 耶和華對摩西說，你製造一條火蛇，挂在杆子上，凡被咬的，一望這蛇，就必得活。

9. 摩西便製造一條銅蛇，挂在杆子上，凡被蛇咬的，一望這銅蛇，就活了。

梵諦岡對於順勢療法的支持

順勢療法在1822年由Dr. George Necker醫師傳入義大利。Dr. George Necker醫師是奧地利軍事首領Baron Francis Koller男爵的家庭醫師，也是拿破崙軍隊以前的醫師。Necker是山姆·哈尼曼醫師一位熱情的學生，1823年時，他被那不勒斯的皇后，派到羅馬去治療皇后的姊妹Maria Louisa of Bourbon，亦即後來的伊特魯利亞（Etruria）（義大利的中部地區）皇后。在當時，教宗爲Leo XII（1780—1829），雖然他及其前任教宗Pope Pius VIII（1761—1830）一樣傾心於順勢療法，但是教宗喬治十六世Pope Gregory XVI（1765—1846）才是位強力支持與提倡該項新療法的人（Piterà, 2001）。喬治十六世對於順勢療法非常推崇，他並准許順勢療法得以由一位德國醫師Dr. Johann Wilhelm

Wahle（1794—1853）在梵諦岡施行[註71]。

　　直接服務於教宗的基督教團體「耶穌會信徒」，任命Dr.
Wahle作為他們女修道院的醫師，並支付他比前任對抗療法醫師
雙倍薪資。

　　教宗Leo XII的統治時間非常短暫，在1839年教宗喬治十六世
的接管下，順勢療法得到了更大的支持，此部分歸因於教宗喬治
十六世個人對於順勢療法的興趣，部分歸因於順勢療法醫師於治
療當時肆瘧的霍亂流行病之成功療效令人印象深刻。喬治十六世
有意建立一所順勢療法的醫院，但是羅馬和波隆那（Bologna）
的西醫學院卻群起反抗。當霍亂疫情平靜下來後，創設一所順勢
療法醫學的熱情也隨著衰退，且從此未予興建。

　　由於Settimio Centamori醫師成功使用順勢醫療藥物治好許多
霍亂病患，因此喬治十六世也冊封此位當時代義大利最知名的醫
師**Settimio Centamori**，Grand Cross的勳銜。這是教宗所能冊封
給非宗教高層人士的最高勳銜。1837年，當Dr. Centamori醫師
造訪羅馬時，為染上霍亂而瀕臨死亡的聖彼得教區長進行治療，
但是並無法將他治好。多位西醫師控告他將這位高級教士下毒，
但是他的聲譽並未受到太大傷害。之後，他又再度以Grand Duke
of Lucca公爵的醫師身分造訪羅馬，並於1842年時迎娶法國皇室
拿破崙一世的姪女Charlotte Bonaparte。

　　1855年時，喬治十六世冊封法國第一位順勢療法醫師**Count
des Guidi**（1769—1863），Order of Saint Sylvester的勳銜。在
1862年時，巴黎的醫師**Dr. Charles Ozanam**也被冊封 Order of
St. Gregory the Great的勳銜。喬治十六世對於順勢療法有特別
重要的支持，他並頒發教宗訓諭（由教宗所頒發的特許狀），准

許宗教高層在沒有醫師的情況之下，得以管理順勢醫療藥物。

證據顯示**庇護九世（Pope Pius IX）**（1792—1878）接受過順勢療法的醫治，但更多相關於該醫療的資料不詳（Hunt，1863）。不過，這位教宗曾多次表達他對順勢療法醫師給予病人的醫療照護之特別推崇。經過證實的是，教宗庇護九世曾因**Dr．A．Charge**（1810—1890）醫師在1849年到1851年間，於霍亂流行疫情中所作的貢獻，而冊封這位馬賽的順勢療法醫師**Dr．A．Charge**（1810—1890），Order of St．Gregory the Great[註72]的勳銜。紀錄中顯示Dr．Charge使用順勢療法治療了 1,662個霍亂病例，其中只有49個死亡病例（2.9％），相較於在西醫院平均10—70％的死亡率。

1852年，教宗庇護九世因爲法國西醫師**Jean—Paul Tessier，MD**（1810—1862），進行了一項最早以順勢療法治療染上霍亂和肺炎病患的療效之科學試驗之一，而冊封這位醫師Order of St．Gregory the Great的勳銜（Dean，2004）。Tessier的試驗結果顯示，順勢醫療藥物具有更好的療效，但是Paris Academy of Medicine因他進行了這項異端的科學試驗[註73]，而將其逐出該組織。

教宗庇護九世對於順勢療法支持的另一項行動，乃是任命順勢療法醫師和一本暢銷的順勢療法書籍之作者**Dr．Giovanni Ettore Mengozzi醫師**，到梵諦岡擔任教授（Liga Medicorum）。Dr．Mengozzi醫師也是許多義大利與歐洲學院的成員，這些學院中還包括科學家學院La Scuola Italica。Dr．Mengozzi醫師曾詢問達爾文是否願意成爲該學院的榮譽會員，而達爾文也欣然接受。

Augustus Mullerr神父（1784—1849）是一位在德國受過順

勢療法醫學訓練的耶穌會教士。他移居到印度南部，並建立了一所專為窮苦人民醫療的順勢療法之診療所和兩所醫院St. Joseph's Leper 醫院和Bubonic Plague醫院。上述三所醫療院所均開給順勢醫療藥物。由於他的貢獻，**教宗庇護十世Pope Pius X**（1835—1914）於1905年在Father Muller身後，冊封他使徒的祝福（Apostolic Benediction）之勳銜（（Transactions，1908，128）。

今日Father Muller Charitable Institutions為Catholic Diocese of Mangalore所贊助。該所慈善機構含括了一所在Mangalore的醫院綜合設施，院中設有1050個病床；一個麻瘋病中心；一個復健中心；一所順勢療法的醫學院；一個順勢療法的藥劑單立；一所西醫醫學院；和一所護理學校。該所機構也提供許多畢業和畢業後課程，包括物理療法、放射性療法、醫學實驗室科技和醫院管理等文憑課程。雖然印度以外的人民，並不認識Father Muller，但是對於印度人而言，他就像是個印度國民一般。

當Father Muller的順勢療法醫學院和醫院（Father Muller Homeopathic Medical College and Hospital），在2006年11月要啟用新建築物時，由於這個儀式對於天主教團體相當重要，因此主教Aloysius Paul D'Souza of Mangalore也在開幕典禮中致詞，而且樞機主教His Eminence Varkey Cardinal Vithayathil也親自蒞臨（Indian Catholic News，2006）。

教宗郎十三世（Pope Leo XIII）（1810—1903）是唯一將他的病情與順勢療法治療的情況公諸於世的教宗（Piterà，2001）。他曾經患有慢性的氣管炎，並因此危及生命。但後來，郎十三世享壽高齡，並成為歷史最為高齡的教宗。

許多二十世紀的教宗都和十九世紀的教宗一樣，相當推崇順

勢療法。在教宗**庇護十二世**（**Pope Pius XII**）（1876—1958）於1939年被任命後不久，他便聘任了**Dr．Riccardo Galéazzi—Lisi**作為他的個人醫師（Homeopathic Hassle，1956；Piterà，2001）。在教宗庇護十二世接下來的生命當中，這位醫師成為他最親近的朋友。庇護十二世甚至還指定Galéazzi—Lisi為聲譽極佳的教宗科學院（Pontifical Academy of Sciences）之榮譽會員。

紀錄中也顯示庇護十二世也曾因為嚴重的打嗝，而向美國的順勢醫師**William B．Griggs，MD**，尋求與接受順勢療法治療。Griggs開了莨菪Hyoscyamus niger給教宗，這個順勢療法的藥劑，可以治療痙攣，並且對教宗也發揮療效（Yasgur，1998，374）。

雖然庇護十二世享壽高齡，而他長期以來也對這位醫師和親近的朋友讚譽有知，但對於順勢療法的批評，使這位教宗的個人醫師被評價為加速教宗死亡的江湖術士。Galéazzi—Lisi在教宗去世後，試圖為自己正名和恢復名譽，但是在1950年代和1960年代中對於順勢療法與其他另類療法的偏見，實在如日中天。

那不勒斯的**Antonio Negro，MD**（1907—）醫師，是二十世紀下半期最重要的義大利順勢療法醫師之一。他並是教宗保羅六世（Pope Paul VI（1897—1978）的順勢療法醫師。Dr．Negro醫師因其在順勢療法上的貢獻，而被冊封Order of St．Gregory的勳銜。

歐洲宗教界高層人士之支持

在哈尼曼醫師最早期的病人當中，有許多為宗教界高層人

士，其中包括了**Rev．Thomas Everest**（1800—1855）即成功治好他的氣喘（煩請詳參Handley，1997，21，31，130，144）。Reverend Everest是位聖公會教區教士和在Gloucestershire地區的Wickwar之教區長。Reverend Everest後來成爲一位相當重要的非醫學背景出身的順勢醫師，據了解他還曾在他的講道壇上傳講順勢療法。他認爲順勢療法治療乃是生理救贖方法，並可補足聖經所揭示的心靈救贖方法。Everest出身於一個受到高度尊崇的家庭，他的兄弟是殖民地印度的測量局長Colonel Sir George Everest，聖母峰便是以其而命名的。

Everest神父的書籍《順勢療法的一般性觀點A Popular View of Homeopathy》（1842），非常之重要，其前序並由許多顯要人士共同完成，中包括了William Cullen Bryant（《紐約晚間郵報*New York Evening Post*》的名編輯）；Robert H．Morris（紐約市市長）；法官Ogden P．Edwards；和三位重要的宗教界高層人士。

Everest描述了一個他個人使用順勢療法的經驗。他曾患有鼻塞數十載，在許多西醫師治療均未能奏效之下，Everest前往巴黎去尋求山姆·哈尼曼的醫治。在他剛服用哈尼曼醫師開給他的順勢醫療藥物後不久，他經歷到鼻子大量分泌物的排出，這個情況持續了一整天，之後排出分泌物的量漸次減少，並持續了一個月。之後，他再也沒有任何鼻塞的問題了。

Everest神父所經歷的，在順勢療法治療慢性疾病中其實是蠻典型的，此即「好轉反應」（healing crisis），意謂著短時間當中會有某些症狀的加重，此並會將疾病往外推出，同時藉此引發療癒機制。

許多順勢療法原則與宗教傳統間的關聯，其實不勝枚舉。但是如此眾多的宗教界高層人士，均成為強力支持順勢療法之人，其主要原因乃是，宗教界高層已開始使用順勢醫療藥物，來治療他們現有的及可能的教友。不僅只順勢醫療藥物的效果很好，而且還因為其良好的療效，而使得教會人數有所提昇。

　　宗教界對於順勢療法的支持，有一部分是歸因於順勢療法的原則，這些原則主張「生命力」或生命的能量在一個人的健康當中，扮演著不可或缺的角色，以及疾病本身有時候反應出心靈狀態，醫療藥物的成分當中可釋放出一個特定類型的能量，並藉以提昇療癒能力。此外，順勢醫師使用廣泛類型的，來自植物、礦物和動物界的醫藥成分，也可進一步被理解為神聖恩典的證據。而這乃是上帝針對疾病，而在大自然界中公義補償給我們的療癒工具，只要我們能夠適當地的予以運用。

　　順勢療法最初是由一位宗教界高層人士傳入愛爾蘭的。後來，到了十九世紀中葉時，都柏林的大主教Paul Cullen（1803—1878）成為提倡順勢療法的人士，並捐助興建一所順勢療法的醫院。

　　英國於1903年建立了傳教士醫學院（Missionary School of Medicine），以致力於醫學知識的提昇，並為不幸而即將前往非洲、遠東或其他大英帝國其他地方的傳教士們，提供順勢療法的緒論、基礎外科、熱帶醫學之知識，和順勢醫療藥物藥箱。該機構中的順勢療法和主要的醫療訓練，乃是由在皇家倫敦順勢療法醫院（Royal London Homoeopathic Hospital）的教學人員負責，並與英國順勢療法學會（British Homeopathic Association）合作。在1934年時，已有超過700人從傳教士醫學院畢業。這些人的工

作等同於早期的「赤腳醫師」（barefoot）─順勢療法醫師，他們更是透過宗教人士與順勢醫師的團隊合作，而爲世界上資源不足的地區提供健康醫療的成功典範。到了二十世紀下半葉時，這類訓練的需求明顯減少，因此致使該校於1996年關閉。

　　Rev. Canon Roland Upcher（1849—1929）原本是Suffolk地區的Halesworth之教區長。後來，他更成爲Stradbroke鄉間的院長。除了他獻身的宗教和教育界之外，他眞正的摯愛乃是以順勢療法行醫。據了解，他是多產的順勢療法作家**Dr. John Henry Clarke**非常好的朋友和學生。Upcher也以非醫學背景的身分之順勢療法開藥者而知名，他更受到讚頌的是，他是首位將火藥用於順勢療法藥劑的人[註74]。

　　順勢療法在蘇俄正教的宗教高層人士中，也相當受到歡迎。1880年時，在**Dr. Yuly Lukovsky**（1833—1912）醫治Irkutsk Innokenty修道院院長並使其痊癒後，這位院長成爲一位順勢療法的提倡者。在他的要求之下，**Irkutsk**的大主教命令其教職人員，購買順勢醫療藥物的藥箱和參考書籍，以分發給傳教士。蘇俄正教的宗教高層發現佛教僧侶們，對於傳教士的順勢療法治療之成功相當印象深刻，因此大大的影響了非蘇俄人士成爲基督徒的意願。一位當地非蘇俄籍的統治者，及其親近的工作人員均成爲基督徒；而這位統治者甚至自己還加入了順勢療法醫師的聖彼得堡學會（St. Petersburg Society of Homeopathic Physicians）之遠距會員。

　　蘇俄的順勢醫師之最大成就之一，即是吸引了蘇俄知名和受到極高尊崇的教會人士之支持，其中包括了**Saint Ioann of Kronstadt**和大主教暨**Saint Feofan the Hermit**（1815—1894，也名

爲Georgy Govorov）。上述兩位均成爲順勢療法有力的提倡者。
Saint Ioann of Kronstadt是所有蘇俄聖人當中，最受尊崇者之一。
他的書籍《我在耶穌基督中的生命My Life in Christ》，已被譯
成英文，而且非常暢銷。不過作者的名字使用的是St. John of
Kronstadt．St. Feofan，也就是來自蘇俄Tambov鎮的主教，他乃
是在1988年接受冊封。

　　在1881年10月17日時，聖彼得堡的順勢療法跟隨者學會（
Society of the Followers of Homeopathy）的藥局和診療所之開幕
典禮中，Ioann神父發表了以下的演講：

> 　　貴機構或您對於疾病的治療方式，乃植基於古代順
> 勢醫師——賢人的格言之上，此即*Similia similibus curen-*
> *tur*（以同治同「let likes cure likes」的拉丁文），而這
> 乃是順勢療法的基本原則——同類法則），也就是最明
> 智和最正確的方法。即使是神聖的智慧，也無法發現更
> 正確的方式來治療受盡罪惡與諸多疾病折磨的人類。

　　有一份爲數眾多的教士報告之紀錄顯示，上述內容爲Ioann
神父相關於順勢療法的演講，此顯示了蘇俄正教的宗教高層人
士，如何使用順勢醫療藥物治療病人，以創造「奇蹟」，這也使
得他們使用順勢醫療藥物，來治療教區的人民。Ioann神父的權
威性十足，以致於全蘇俄國土中，就連平常對於與順勢醫師合作
之教會人士，即予以嚴厲譴責的對抗療法人士，也不敢公開質問
或批評他。

　　1890年時，順勢療法在蘇俄宗教高層人士和一般民眾間的普

及速度，更是如火如荼，當時教會出版了一本小冊《順勢療法的簡要資訊*Some Brief Information About Homeopathy*》，並印製了五萬本（在當時是相當大的發行量），且透過贈送的方式，發給鄉間的宗教高層人士、教師，以及所有希望閱讀這本小冊的人士。這本順勢療法的小冊印製並且得到Chief Procurator of the Holy Synod，Pobedonostsev個人的許可[註75]。而恰巧的是，插夾著這本小冊的期刊編輯P．A．Smirnov神父，也是位順勢療法的忠實提倡者，同時也是重要的教會報紙之編輯。

蘇俄正教的教會高層人士於順勢療法在蘇俄的推廣中，扮演了一個舉足輕重的角色。該事實也可以幫助理解，爲何俄國人願意貢獻三分之一的昂貴費用（當時代的六萬法郎），以確保順勢療法的始祖山姆·哈尼曼醫師，最後得以在巴黎知名的墓園Père Lachaise的安息所。

可以想見的是，西醫師們對於宗教高層人士參與醫療的工作，感到義憤填膺。而事實上，宗教高層也因爲與順勢療法有所相連，而遭受到恫嚇，西醫師們甚至準備對行醫的宗教高層起訴，不過宗教高層人士通常並不會被判有罪，因爲他們提供醫療時，並未收取任何費用。值得一提的是，第一位在德國的非醫學背景之順勢療法的機構，創立於1832年，這正好發生於一位教士因爲以順勢療法行醫而被宣告有罪的時間點。

相對於德國中，順勢療法得以在基督教高層人士中廣爲普及，而法國則有來自於天主教教會（Catholic Church）的大力支持。在這些將其時間分配給順勢療法與教會活動的卓越人士當中，有教士暨醫師（父親與兒子）**Toussaint**（1777—1852）和**Pierre—Auguste Rapous**。他們在順勢療法上的卓越療效，

引領了Dombes女修道院的醫師**Duquesnay**教士（1786—1867）獻身於順勢療法。Duquesnay並在他的教區中，設立了一所順勢療法的診療所（藥局）。他是如此地受到愛戴，以致於後來成為Cambrai的大主教。在這個宗教高層參與順勢療法的潮流中，Duquesnay並促使他的學生暨跟隨者**Alexis Espanet**教士（1811—1896）轉向順勢療法。Alexis Espanet後來與因為成功治療了霍亂病患，而為教宗庇護九世冊封為Order of St. Gregory the Great 勳銜的醫師Dr. Alexandre Charge一起工作。

　　在順勢療法的醫學之推廣方面，教會高層在奧地利扮演著一個舉足輕重的角色。儘管在1819年時，奧地利的皇帝法蘭西斯一世Francis I（1792—1835），頒佈了一項禁止使用順勢療法的法令。該法令乃是在皇帝法蘭西斯一世的醫師Dr. Stift之強力影響下所頒佈的。Dr. Stift醫師就如同許多正統醫師一樣，對於順勢醫師對當時代醫療方式的嚴厲批評感到倍受冒犯。儘管這個禁止法令之頒佈，順勢療法仍然繼續在奧地利生根茁壯，而這絕大部分需歸功於宗教高層人士的支持。

　　奧地利的修女，在推廣順勢醫療藥物與設立順勢療法的醫院上，扮演著積極的角色。一個天主教團體**The Sisters of Charity**，在奧地利設立了好幾所順勢療法的醫院，其中包括了一所於1834年在維也納所興建的三十床的醫院，後來並擴大為160床的醫院。1836年時，**Wilhelm Fleischmann, MD**（1798—1868）醫師成為該所醫院的院長，並將其建設成一所提供順勢療法治療之重要醫院。Dr. Fleischmann醫師本身是位受到極高尊崇的西醫師，也是維也納醫院和外科醫師醫學院（College of Physicians and Surgeons of Vienna）的會員[註76]。但是他自己頑固的坐骨神經

痛，卻為一位以順勢療法行醫的教士Veith神父（煩請詳參下述中這位神父的事蹟）所治癒。

當1836年全歐洲霍亂疫情嚴重肆瘧時，該所醫院和另外一所順勢療法的醫院，相較於其他當時代的醫院和診所，在療效上可謂明顯優良。而且實際數據顯示出，在該次嚴重的霍亂疫情時，在西醫院中有三分之二的病人死亡，但在這所維也納順勢療法的醫院中，只有三分之一的霍亂病患死亡。由於在該次疫情當中，順勢療法治療明顯奏效，以及順勢療法在其他疾病上的成功療效，使得奧地利新上任的皇帝斐迪南一世Ferdinand Ⅰ（統治期間為 1835年到1848年），廢止了順勢療法的禁令。後來斐迪南一世還准許順勢療法的醫師，得以製造自己的醫療藥物，這是個相當重要的決定，因為當時代的藥劑家在由於順勢醫療藥物微小劑量下的利潤微薄，所以經常製作假藥。

Dr. Fleischmann醫師由於一生對於順勢療法的卓越貢獻，因此巴伐利亞（Bavaria）的國王在1857年時，聖諭冊封他騎士勳銜（Hunt，1863）。1860年時，奧地利的皇帝聖諭冊封他Cross of the Franz Joseph Order of Knighthood的勳銜，教宗庇護九世也冊封他Order of St. Gregory the Great的勳銜[註77]。

僅僅在奧地利國境，就至少有五十位宗教界高層人士使用順勢療法。雖然在1837年以前，法律明令禁止使用順勢療法，但許多宗教界高層人士仍舊投入順勢療法的治療工作。去世於1854年的方濟會（Franciscan order）**Pater**（**Father**）**Maximilian**神父，更有著許多卓越療癒的美譽，因此他常常都被一大群病患所包圍，且因此而引起權威當局的注意。在一生敵對順勢療法的Dr. Stift醫師之慫恿下，這位教士的家經常被警方搜查，並希望可以沒收

他的藥物。但是他都將藥物藏在偽裝的書中，所以沒有被找到（History of Homeopathy in Austria，1876）。

在相同情況下，慈善兄弟組織Brothers of Charity的宗教團體成員**Pater Faustus**，也因治好為數眾多的病人，而聲譽傳揚全國。

由於順勢醫療在維也納的空前成功，**Linz**的主教**Gregorius Thomas Ziegler**（1770—1852）因此勸誘Linz的裁判官捐贈土地以興建一所順勢療法的醫院。Maximilian大公（Archduke）捐助了二萬荷蘭盾來興建醫院、小禮拜堂和安葬堂。慈惠姐妹團（Sisters of Charity）則負責建築物內部的規畫，該機構並在1842年5月30日正式啟用。

J．M．Veith神父（1787—1877）的故事有些戲劇性。他出生時為猶太人，且是位受到敬重的猶太教祭司的兒子。但是在1815年當他28歲時，他改信了天主教並成為一位教士。除了宗教的訓練以外，他也受過醫師、獸醫外科和植物學家的訓練，且被任命為教授。因為觀察到順勢療法的醫學具有非常良好的療效，其中還包括了他的兄弟的嚴重胃病，這促使他成為一位熱心提倡順勢醫學的人士。在1830年的霍亂疫情中，他使用順勢醫療藥物治療了125個病患，其中只有三位死亡。他也發現了一個很重要的醫療藥物，可以用於某些情況的嚴重霍亂病例，那就是用於舒緩大量而令人疲憊的腹瀉之順勢療法用藥磷酸Phosphoric acid。

當時治療霍亂最著名的順勢療法用藥是樟腦Camphora。在Veith神父一次名為「在上帝亮光下的霍亂」之著名佈道中，神父說道：「這當中實在是有神奇妙的供應，在地球上霍亂的起源地（亞洲），也同樣可以找到治療霍亂最有效的用藥（樟腦）」。

順勢醫師和宗教高層人士對於上述現象均大爲動容。

　　1832年Veith神父成爲知名St.　Stephen大教堂的牧師。該教堂是維也納最大的教堂，並且也是羅馬天主教大主教的席位所在之處所。Veith神父的佈道廣受愛戴，因此在這所St.　Stephen大教堂中總是坐無虛席，並且充滿著崇拜者與欣賞他的智慧之人士。大主教雖曾教導Veith神父不要治療病人，因爲大主教認爲順勢療法的治療對於教牧工作而言並不適合。但是，就連大主教也無法阻止Veith神父開給順勢醫療藥物，和紀錄順勢療法的相關內容。綜上所述，Veith神父因著他所提供給人民的諸多醫療貢獻，而在奧地利早期的順勢療法之成長與接受上，扮演了一個舉足輕重的角色。Veith神父的著作《獸科醫學的手冊Manual of Veterinary Science》對於當時代的醫學著作而言有著功不可沒的貢獻。該著作並成爲科教書，連續達十五年之久。除了他對於順勢療法的諸多貢獻之外，他也創立了奧地利天主教學會（Austrian Catholic Association）。

　　史代納Rudolf Steiner（1861—1925）是位奧地利傑出的哲學家、建築師、教育家、神祕主義者和社會思考家。他創立了被稱爲「靈性科學（spiritual science）」的人智學（anthroposophy）。人智學從未被視爲一種宗教，而比較傾向於一種理解生活的方式，和運用特定練習來提昇生活品質的方式。在人智學中有一部分，史代納將之發展爲華德福Waldorf教育（一種結合創作與藝術思維、學術與靈性之特殊教育課程）[註78]，生物動力自然農法（一種有機栽種的繁複形式），優律思美eurythmy（一種包含舞蹈與運動的療程和教育之「運動藝術（movement art）」形式，以及人智哲學的醫學（其中含括了許多的順勢醫療藥物）。

史代納深深受到德國大文學家歌德（Goethe）的影響，並且成為歌德科學著作的編輯（Treuherz，1985）註79。史代納對於Ralph Waldo Emerson也深為景仰。上述三位偉大的思想家與作家，都深深了解身體對於心靈與大自然的動力與連結影響。

史代納和他的追隨著，將治療癌症病患的部分療程所用的藥物「依絲加度複方Iscador®」加以推廣，依絲加度複方乃由槲寄生（mistletoe）的萃取液製成）（Treuherz，1985）。史代納認為醫療藥物在開給時，不應只依據該物質在超量時所會引起的症狀（如同順勢療法的使用方式），而也需考量到該植物、礦物和動物存在於大自然中的方式。因為史代納觀察到槲寄生是一種寄生蟲性植物，並有著像腫瘤般的生長特質，他因此推想槲寄生可能具有治療腫瘤的功效。電視女星Suzanne Somers在2001年，當被診斷出罹患乳癌時，便在她的療程當中使用了「依絲加度複方Iscador®」（更多相關內容，煩請詳參第六章舞台、電影和電視名人：均在順勢療法中領銜主演）。

歐洲身體護理公司Dr. Hauschka（德國世家）皮膚護理，便建基於順勢療法和史代納的思想與貢獻之上。其產品的愛用者包括瑪丹娜、布萊德彼特和傑德‧賈格爾Jade Jagger。

如同全世界宗教高層人士均廣為接納，因為各種原因遭到迫害的難民或公民一樣，歐洲的宗教高層也接納了遭受到當時代西醫師和藥劑師所迫害的順勢療法醫師。其中又以外科醫師**Anton Fischer**的故事最為經典。他是山姆‧哈尼曼醫師的早期學生和朋友，並早在1818年時，便已在目前的捷克共和國開始以順勢療法行醫。他的病人包含了具有影響力的人物，如Moravia 和Silesia的

州長Karl Rudolf Count Inzaghi（1777—1856），和Ignaz Ludwig Paul Freiherr von Lederer將軍（1769—1849）。甚至還有證據顯示，將他因為違反順勢療法禁令而判刑的法官，就曾請他提供醫師身分的治療（Jütte，2006，55）。醫藥當局的迫害逼使Fischer逃走，而隔壁鎮的一所本篤會修道院還為他提供了庇護所。

猶太教的支持

除了聖經中的經文以外，我們也可以在猶太法典（Talmud）中，找到順勢療法療癒的相關章節。猶太法典是猶太教傳統、猶太教祭司相關於猶太教法律的談話紀錄、道德標準、習俗和故事的權威性文獻。猶太教法典有時候也提供醫學的建議，例如相關於狂犬病的治療。猶太法典建議被狂犬病的狗咬到的人，可以食用那隻狗的肝臟來作為治療，該治療和乃源自於順勢療法的以同治同原則。

猶太法典也主張洞悉力乃屬神祕傳統「屬天的事情也像屬地的事」（the things above are as the things below）的一部分。大宇宙和小宇宙之間的互動狀態，乃是順勢療法的思維中不可或缺的一部分，因為這當中連結了一個人的生理狀態及其（他或她）內在的心理狀態。

十九世紀的猶太法典學家Rabbi Ishmael寫道：「人類並非使用讓他受傷的同樣物質，來加以治療，而是他因刀子而受傷，卻以石膏而療癒。神聖者，賜福者，卻並非如此， 祂乃是運用和他重擊時的相同物質，來加以治療。」。儘管這個敘述就是順

勢療法的以同治同原則（使用任何引起疾病的物質之微小劑量，來治療該疾病）的經典敘述，但這個對於療癒的理解在猶太教的傳統中，通常相較於其他主流傳統而言，乃屬於較不為人知的部分。

Menachem Mendel Schneerson祭司（1902—1994）被他的追隨者稱為The Rebbe。他是位傑出的正統猶太教祭司，並是Chabad Lubavitch派的Hasidic Judaism的精神導師（拉比）。享壽高齡的The Rebbe，對於順勢療法相當之推崇，並且在他生命的晚年中，都使用順勢療法。

Rabbi Manis Friedman（1946—）因他猶太教神祕論的知識，而被歸為猶太法典派的學者。1971年時，他在Minnesota創立了Bais Chana Institute of Jewish Studies。這是全世界第一所為女子所設的正統猶太小學，他並在此擔任小學校長。在1984年到1990年間，他擔任Lubavitcher Rebbe電視談話的同步口譯人員（他在此所擔任的工作說明了The Rebbe是如何接觸到順勢療法的）。祭司Friedman非常熱愛順勢療法，以致於在他的演講當中，常會談到順勢療法，他並認為順勢療法的哲學，完全巧妙地和猶太教的思想與實踐互相結合在一起。

Mikhael Abuhatzeira祭司為知名的Rabbinic Kabbalist Abuhatzeira家族（其中最知名的是**Yisrael Abuhatzeira祭司**，別名為Baba—Sali）的子孫。Mikhael Abuhatzeira祭司為知名的自然療法一營養療法師，居住地為以色例的Netivoth。除了養生餐和綠色泥土以外，他也常開順勢療法的藥物。

Rabbi Shlomo Carlebach（1925—1994）是位猶太教的福音歌手、作曲家和獨樹一格的拉比，他的別名為「歌唱的拉比」。

雖然他原本受的是傳統的猶太教訓練，但他創立了自己的風格，亦即結合哈西德派親切與個人的互動，公共演唱會和充滿歌唱的猶太教集會崇拜風格。在一個他去世後所出版的專訪中，他提到了順勢療法與宗教的相似性。他說：「我有一次遇到一位順勢醫師，他告訴我西醫療法和順勢療法的不同，乃是西醫療法的作用爲由外往內，順勢療法的作用爲由內往外。這眞是一言以敝之，宗教也正好必須是要由內往外運作」。

　　順勢療法不只是在正統或對卡巴拉（Kabbalah，譯者註：猶太民族中口傳、密傳的智慧）感興趣的猶太人中得到普及，就連許多改革的猶太教人士之中也是一樣。**Rabbi Max Lilienthal**（1815—1882）是位受到極高尊崇的德國拉比，他被派到蘇俄去創立一所猶太教學校。他所建立的學校是如此優良，以致於尼古拉皇帝請他繼續興建更多學校，並致贈一個鑽石戒指以獎賞他的貢獻。Lilienthal於1844年遷移到美國，而且很快成爲三個紐約的教區之首席拉比。他並成爲Hebrew Union College的教授，且創立了出版《The Hebrew Review》（季刊）的美國文學學會（Rabbinical Literary Association of America。Rabbi Lilienthal 和Rabbi Isaac M. Wise（1819—1900），都是非常重要的拉比，且均在美國的猶太教改革運動中，扮演著重要的推手。

　　Rabbi Lilienthal是**Samuel Lilienthal，MD**（1815—1891）之兄弟。Samuel Lilienthal也是位來到美國的德國順勢醫師。Dr. Lilienthal是《順勢療法的北美洲期刊The North American Journal of Homeopathy》之編輯。此期刊乃是最受尊崇的順勢療法期刊之一。他也是紐約順勢療法醫學會（New York Homeopathic Medical Society）的會長；紐約順勢療法醫學院的（New York

Homeopathic Medical College) 的教授；以及紐約女子醫學院暨醫院（New York Medical College and Hospital for Women[註80]）之客座教授。

回教界宗教人士的支持

順勢療法在許多信仰回教的宗教人士中，也占有一席之地，甚至是非常重要的地位。

Mirza Tahir Ahmad（1928—2003）是在伊斯蘭教的阿瑪迪亞運動（Ahmadiyya movement）中，最新近的哈利（caliph（心靈導師）。阿瑪迪斯回教團體（Ahmadiyya Muslim Community）是一個原先創立於印度的宗教組織。這個團體是個國際性組織，其分支並遍布非洲、北美、南美、亞洲、澳州和歐洲的178個國家。目前在全世界的會員總數已超過1000萬個。

Mirza Tahir Ahmad在年少時就已經開始接觸順勢療法，而且詳讀順勢療法。原本他患有嚴重的偏頭痛，直到他的父親開給他一個順勢療法用藥，這個問題才迎刃而解。在Mirza Tahir Ahmad開始研讀順勢療法後，他也使用順勢療法的醫藥「氯化鈉」（Natrum mur）治好他太太的慢性疾病。他的太太之後再已沒有經歷過同樣病痛。

Mirza Tahir Ahmad以順勢療法治療了成千上萬的人民，尤其當該團體年會是在巴基斯坦的Rabwah舉行，此地定期會有超過250,000個人民在此聚集。在Mirza Tahir Ahmad於順勢療法方面，超過五十年以上的行醫與貢獻當中，也包括了於1994年到

1997年間，在Ahmadiyya Community的全球衛星頻道MTA International上教授順勢療法。

到目前為止，沒有任何一位順勢醫師，得以能夠如此廣泛地傳播順勢療法的思維與醫療。他總共講授了198堂順勢療法的課程，並對全世界數百萬人直接播送課程內容。這些課程的編譯，已以英文出版，其中包括了700多頁順勢療法的《materia medica》（藥典）（數百個順勢醫療藥物之說明與臨床運用）中的大部分內容（Ahmad，2005）。

除了順勢療法方面的著作與課程講授之外，Mirza Tahir Ahmad也是個很好的器皿，以協助在全世界中從最荒僻的非洲大陸到巴基斯坦的大城市中，興建義診性質的順勢療法診所。

回教團體最嚴格的教義之一乃是聖戰Jihad（「奮鬥」或「聖戰」），但此僅可用於對抗極端宗教迫害時的防衛，而非一種政治戰爭或統治者侵略鄰國領土的藉口。在回教團體的官方網站（www.alislam.org）上，於首頁中清楚的標明了「愛所有人；不恨任何人。」雖然許多主流的回教界人士，視阿瑪迪亞團體為異教（這個原因與他們對於順勢療法的興趣無關）該團體是伊斯蘭中成長最快速的運動團體之一。

Tuan Guru Dato' Haji Nik Abdul Aziz Nik Mat（1931—）是一位馬來西亞的宗教界高層人士，並是反對黨「馬來亞西伊斯蘭黨」（Islamic Party of Malaysia（PAS））的政治人物。他被認知為一位烏里瑪（Ulema）（一位回教學者），目前是PAS的委員，並是馬來西亞Kelantan州的Menteri Besar（州長）。在這更早之前，他創立了一所順勢療法的醫學院和醫院，並且在馬來西亞的順勢療法的學院和會議中說明了他的基調。

Sir Syed Ahmed Khan Bahadur（1817—1898）並未受過正式的回教界之宗教人士訓練，但是他在印度回教團體的現代化教育之啓始階段中，卻扮演著一個影響深遠的角色。他創設了Aligarh Muslim University（穆斯林大學），今日該所大學仍舊繼續運作，並栽培了30,000名學生。他是位推動科學和技術運動的革命家，並且比聖雄甘地幾乎早一世紀提出反對暴力。

Khan在1867年時，於Varanasi（後來稱爲Benaras）創立了一所順勢療法的醫院。他也大量寫作相關於順勢療法的文章，其中包括了一個以編年史方式，紀錄以順勢醫療藥物成功治好霍亂的始末。1869年時Khan到英國旅行，並在當地由英國政府冊封Order of the Star of India的勳銜。在1888年時，他被英國政府冊封騎士勳銜。

東方宗教領袖

《摩呵婆羅多》（Mahabharata）是古印度兩本主要的梵語經文之一（另外一本爲《羅摩耶那史詩》（Ramayana））。在西元前五世紀即已開始撰寫，歷經至西元五世紀才得以完成。這本史詩的經文共收錄了超過74,000首詩，和長篇散文部分，全部內容接近二百萬字。這在目前爲止已出版中的著作中最長之詩文著作。《摩呵婆羅多》在印度的宗教和哲學上具有非常重要的意義，此部分歸因於《薄伽梵歌》（Bhagavad Gita）的內容，因其對於印度教而言，是非常重要的詩文。

《摩呵婆羅多》包含了visa cikitsa的相關文獻與故事，和以毒

攻毒的治療方式。英勇的戰士暨教師Lord Krishna，被印度教教徒當成上帝的化身來崇拜，並被認為是*visa cikitsa*的發明者。雖然毒物的使用，尤其是毒蛇與蜘蛛的毒液之使用，在好幾個世紀當中算是蠻平常的，但是最近這些毒性物質在治療方面的運用卻被忽視了。不過在《摩訶婆羅多》中有一個故事，描述一位敵人陣營的人，他的名字叫做Kauravas。Kauravas在人們宣布戰士Bhima已經死亡時，試著為他注射毒物，並藉著毒性物質，讓他起死回生。

另一個古代的梵語經文《薄伽梵往世書》（*Bhagwat Purana*），也對順勢療法的思維和醫療提供了支持：「當一種物質為人類所攝取時會引起疾病，而此相同物質當以特定方式開給時，將可去除一個相似的疾病，這不是非常真實的嗎？」。

印度詩人迦梨陀娑（Kalidasa）被認為存活時間為西元前一世紀到西元五世紀。迦梨陀娑在他的詩文*Sringara Tilaka*中寫道：「在遠古時代世界上便有以毒攻毒的治療方式。」

英國人在十九世紀將順勢療法傳入印度，許多德國移民也對順勢療法在印度之推廣，助了一臂之力。順勢療法與印度的唯心論乃是不謀而合的，唯心論尊重身體的智慧，並認知生命的能量，此使得順勢療法得以被廣泛的接受。實際上，今日印度已有超過100所五年制的順勢療法醫學院。因此一點也不令人覺的驚訝的是，許多印度最受尊崇的精神領袖，均曾表達他們對於順勢療法醫學之興趣與支持。

Ramakrishna Paramahamsa（1836—1886）是最重要的印度教領袖之一。印度教在十九世紀的復興之功，也常歸功於Ramakrishna重要的貢獻。Sri Ramakrishna即曾被印度第一位成為順勢醫師的**Mahendra Lal Sircar, MD**（1833—1904）醫師治療過[註81]。Sri Ramakrishna和Dr. Sircar後來有一場關於靈性與現代科學的精彩對話，其對話內容更是在今日仍然經常被引述。

Belur Math是羅摩克里希納修會（Ramakrishna Order）為和尚而設立的修道會所。該修道會所服務社區的方式之一乃是作為慈善的診療所，以提供順勢醫療藥物給窮苦人民。

羅摩克里希納修會極為傑出的門徒之一為**Swami Vivekananda**（1863—1902），他被視為「吠檀多」（Vedanta philosophy）哲學（印度教）最具影響力的精神領袖之一。許多人將他與印度教結合，就像將佛陀與佛教結合，和將基督與基督教結合一樣。Swami Vivekananda在1893年著名的「芝加哥世界宗教國會會議」（World's Parliament of Religions conference）中發表演說，他並是第一位在美國於宗教領袖會議中發表演說的印度教徒。在此演說之前，英國的傳教士認為印度教是一個「野蠻和異端的」宗教。Vivekananda在美國的演說與參訪，一般被視為西方首次引進印度教。因為Vivekananda擁有科學與哲學的雙修學位，因此他可以一種有別於他人的講述方式，並使西方人對於印度教的靈修方式能夠有所理解。

Swami Vivekananda有一次提及：「一位對抗療法的醫師前來治療霍亂病患，並開給醫療藥物。順勢醫師前來也開給醫療藥物，但其所治療的部分比對抗療法的醫師還要多，因為順勢醫師不會擾亂病人，而只會讓大自然去處理該疾病」。在今日的印度，於Gujarat州，有一所Swami Vivekananda順勢療法的醫學院和醫院。

當喬治‧哈里森認識了Ravi Shankar後，Ravi教他彈錫塔爾琴，但同時也帶領喬治‧哈里森認識其他重的事情，此包括Swami Vivekananda的貢獻。此被視爲喬治‧哈里森對於印度教之引見，而且這在他後來的生命中更占有重要的一席之地。正如同第七章中所討論的音樂家部分中，Shankar和Vivekananda的教導一樣，而這或許也引領了喬治‧哈里森認識順勢療法的醫學。

在Swami去世後多年，文學家泰戈爾（Rabindranath Tagore）寫道：「如果您想要認識印度的話，就請閱讀Vivekananda。在他而言，所有的事情都是正面的，沒有任何事情是負面的（www.wikipedia.org）。」Swamiji是位優秀的歌唱家，他演唱了很多「拜讚歌」，其中包括泰戈爾所作曲作詞的十二首。

Sri Aurobindo（1872—1950）是一位印度的民族主義者、學者、詩人、神祕主義者、演化論的哲學家、瑜伽修行者、印度教的導師和順勢療法的提倡者。他有一次說道：「我注意到幾乎所有時間中，順勢療法的醫療藥物都具有令人驚喜的療效，有時是即時的，有時是快速的療效……。The Mother和我都不偏好對抗療法。」他繼續表達對於西醫的憂慮：「醫學對於人類而言，比較像是詛咒，而非祝福。醫學雖然摧毀了流行病的力量，並將超凡的外科手術呈獻給世人，但醫學也弱化了人類的天然之健康，並使疾病大量增多；醫學並在心靈與身體中，深植了恐懼與依賴；醫學教導我們的健康歇息，且不是植基在一個自然的堅實基礎上，而是建構於一個搖擺的和使人不愉快的拐杖之上。」相較之下，他則說道：順勢醫療藥物則「可以擊敗疾病的生理與心理的根基。」（Aurobindo, 1969）。

Sri Aurobindo較爲親近的弟子之一爲順勢醫師**Bhumananda**，他是《啜飲順勢療法的甘露之海》（*A Few Sips of the Nectar—Ocean of Homeopathy*）（由Sri Chinmoy出版，日期不詳）一書的作者。Sri Aurobindo曾被引述說過，「順勢療法相當近似於瑜珈（此指相較於其他療法而言）。」

　　Sri Aurobindo最密切的合作伙伴，也是後來的繼任者爲**Mirra Richard**，他以**The Mother**（1878—1973）之名爲大家所知。The Mother在印度的Pondicherry城市，創立Aurobindo的靈修團體上，扮演著關鍵角色，她說：「我們透過順勢療法，比透過任何其他的方式，都能夠帶來更好的效果。」。

　　Meher Baba（1894—1969）是一位波斯裔的印度大師，他並宣稱自己是一位阿凡達（avatar）（上帝的人類化身）。雖然他保持沈默四十四年，但Meher Baba足跡橫跨全世界，並以一個英文字母板和後來的獨特手勢，來進行溝通。他最常爲人津津樂道的引述爲「不擔心，要快樂」（Don't worry, be happy），這是在1988年時透過Bobby McFerrin的歌曲而普及的[註82]。

　　從1920年代開始，Meher Baba幾個最親近的弟子便開始使用順勢療法，其中包括了他的兄弟**Adi S. Irani**，**Dr. Abdhul Ghani Munsiff**和**Padri**（Fardoon Driver）。Meher Baba說過：「順勢療法是個完美的科學。順勢療法可以起死回生（意謂著甚至在一些被視爲已遠生命盡頭的病例，也可能治癒），不過前提是必須精通順勢療法之科學。」。1937年於Meher Baba的監督管理下，Meher Free Dispensary義診診療所在印度的Meherabad創立，開始免費發給順勢醫療藥物給所有前來尋求醫療之人。成千上萬

個不同的急性和慢性病患均成功被治癒，這些疾病包括傷寒、瘧疾、痢疾、肺結核、氣喘、關節炎和許多皮膚病。Meher Free Dispensary義診診所在「阿凡達Meher Baba永續公共慈善信託」（Avatar Meher Baba Perpetual Public Charitable Trust）的贊助下，目前仍在運作當中。現在有四位順勢醫師，每天治療大約五十位的病患，其中包括了美國人**Robert Street**。Robert Street乃是向Meher Baba的幾位門徒學習順勢療法的。

Swami Satchidananda（1914—2000）在1960年代和1970年代間，在將瑜珈推廣到西方的工作上，扮演了一個舉足輕重的角色。在他知名的學生當中，包括了Allen Ginsberg、Alice Coltrane、Carol King和Jeff Goldblum。Swami Satchidananda在他一位學生暨藝術家Peter Max，於1966年邀請他到紐約之後，Swami Satchidananda便繼續於當時代正在蘊釀的反主流文化中發揮深遠的影響力。在1969年時，他並在胡士托（Woodstock）音樂藝術節的開幕典禮上致詞。相關於Swami Satchidananda較不為人所熟知的是，他在年輕時期即已受過順勢醫師的訓練，並極力相信順勢療法的療效。

當我有次造訪幾位住在他的維吉尼亞州（Virginia）Buckingham的嬉皮群居村之朋友時，我曾受邀發表相關順勢療法的演講。在我介紹完順勢療法後，我就離開講台，此時我被請回講台，因為Swami有一個問題要問我。我重新回到講台，正納悶著他究竟會問我多麼深奧的心靈問題。因此當他提問了：「順勢療法是否已經電腦化？」時，我又驚又喜。當他聽到順勢療法不僅已經電腦化，而且還有非常多的專家級軟體程式，可幫助順勢醫

師以更精確和更有效率的方式來開處方時，覺得相當高興[註83]。

Swami Satchidananda也是相信人們可以也應該同時靈修，並全然投入於現代全球化世界中的瑜珈老師之一。他的幾位學生並告訴我，Swami Satchidananda除了是瑜珈老師之外，他也熱愛電腦程式設計。

Swami Muktananda（1908—1982）是第一位在西方的悉達瑜伽（Siddha yoga）老師。悉達瑜伽含括了「夏克提帕特」（shaktipat）的起動給予，在這個過程當中，一位受到心靈啓發的大師，藉由一個宗教語話或梵語頌歌、一個眼神、一個意念或藉由觸摸，來傳送並引發強大的心靈經驗。據了解，Muktananda會用右手或用握在右手中的孔雀羽毛，來觸摸他的學生，有數不清的人們，已經從他的「夏克提帕特」引發出深刻的體驗。

一個《New Yorker》的故事，描述了Muktananda 的許多知名崇拜者，其中包括了John Denver、Andre Gregory、Diana Ross、Isabella Rossellini、Phylicia Rashad、Don Johnson、 Melanie Griffith、Marsha Mason和前加州州長Jerry Brown。

在1970年代末期，Swami的一位資深學生，也是一位向我研習順勢療法的醫師。當Swami發生急性的呼吸道發炎時，我被請去爲這位印度教的導師治療。在問診過他的生理症狀之後，我試著去評估他的心理狀態，因爲這對開給他最適合的順勢醫療藥物而言，通常是很重要的。但是對於身爲順勢醫師的我而言，要找到一種適當方式，以向一位Muktananda一樣高度的印度教導師提問，並使他能夠透過他的翻譯，也就是他的學生之一，願意承認情緒狀態的提問方式，是具有高度挑戰性的。

我後來得知，Swami 在服用了我開給他的醫療藥物以後，呼吸道發炎的情形很快就好了。

　　泰瑞莎修女（**Mother Teresa**）（**1910—1997**）向受到極高尊崇的印度順勢醫師**Dr. Diwan Jai Chand**（1887—1961）學習順勢療法的醫療藥物，這位醫師的兩個兒子和曾孫也是印度順勢療法的重要人物。泰瑞莎修女告訴別人說，她將不會進行「醫師處方治療」（意思是，她將不會治療慢性病人或重症病人），但是將會在許多急性症狀的情況下，使用順勢療法。

　　根據一個與泰瑞莎修女近身工作的西醫師之報告，從1945年直到至少1988年，泰瑞莎修女「相信順勢療法的治療是不可或缺的，尤其對於印度窮苦和陷入困境的人民而言更是如此，一般而言對全世界所有其他的國家也是如此，因為順勢療法治療取得容易、療效好，而且價格低廉」（Gomes，1988）。泰瑞莎修女的傳教團體於1950年時在Calcutta設立了一所慈善性質的診療所，且報導上說泰瑞莎修女自己會開給順勢醫療藥物，並會協助順勢療法的醫師。

　　史威登堡（**Emanuel Swedenborg**）（**1688—1772**）是位瑞典的科學家、哲學家、神祕主義者和神學家。他的工作生涯多結果實，他既是發明家也是科學家。在許多被史威登堡所吸引的名人當中包括：Tennyson、Goethe、Thoreau、Blake、Emerson、James、Baudelaire、de Balzac、Dostoyevsky、Pound、Strindberg和Jorge Luis Borges（Treuherz，1984）。更有甚者的是，十九世紀美國超越主義運動，也就是吸引許多在美國的新英格蘭偉大作家之

心靈運動，也深受史威登堡哲學的影響。有些新英格蘭的超越主義者都成為了「史威登堡派」，其中包括Thoreau、Longfellow、William Lloyd Garrison、Elizabeth Peabody、Theodore Parker、Bronson Alcott和Louisa May Alcott。最近期的Helen Keller也成為史威登堡派。綜觀歷史很少有人能夠如此深遠地影響了這麼多與如此不同的英雄豪傑。

史威登堡是少數的知識分子當中，同時在科學與神學方面受過良好教育的。史威登堡的上帝的觀念，是一種透過所有事物流敞而出的靈性本質。他相信在心靈的世界和我們的物質世界之間，存在著一個基本的和神祕的對應。他教導說人類的形體與功能（小宇宙），乃是依據心靈的更高境界（大宇宙）而加以形塑。每一件在更高的世界中所存在與所發生的事情，並會藉由其存在於地球上的真實世界之相對物而反應出來。這個「對應」的觀念（更常提到的是「如其在上，如其在下，和如其在下，如其在上」（as above, so below, and as below, so above），此是個古代的觀念，也是煉金術傳統的一部分。

史威登堡的追隨者很快地就發現到順勢療法是個新的醫學，並是個能夠具體表達活力論的傳統（vitalistic tradition）[註84]，而這乃是史威登堡思想中不可或缺的一部分。而且，順勢醫師也從大自然世界中開出處方，而此處方乃根據自然世界於引起病人正在產生的相似症狀之對應關係而來。

同時是史威登堡和順勢療法的知名追隨者中，包括Hans B. Gram, MD（美國第一位順勢醫師）；赫林醫師Constantine Hering, MD「美國的順勢療法之父」；Boericke和Tafel家族（當代最大的順勢醫療藥廠之老闆，該公司今日在不同的所有權人下仍舊

繼存）；Mary Florence Taft, MD（受尊崇的順勢醫師和威廉‧塔夫脫William Taft的老闆）和James Tyler Kent, MD美國重要的順勢療法教師。

John James Garth Wilkinson, MD（1812—1899）是位在費城的哈尼曼醫學院（Hahnemann Medical College of Philadelphi ）受過訓練的醫師。他是由他的朋友Henry James, Sr.所引介而認識了史威登堡的工作。Henry James, Sr.是位一家深具影響力的理想主義色彩之報紙發行人，也是美國作家William James和Henry James的父親。Jr. Wilkinson是位廣為人知的學者，並開始翻譯史威登堡的著作（此由Henry James, Sr.負擔經費）。Wilkinson的工作並在史威登堡的運動，扮演了重要的推手。

Emerson在史威登堡教授了若干年，1850年時，他於《代表性的人間肖像Representative》 Men中，出版了他的授課內容「神祕主義者史威登堡」。《代表性的人間肖像》中也含括下列人士的傳記：柏拉圖Plato、蒙田Montaigne、莎士比亞、拿破崙和歌德Goethe。Emerson在另一本書中有力的寫道：

> Wilkinson，史威登堡的編輯，為Fourier（法國的理想主義者）的註解者，哈尼曼的擁護者，他為形而上學與生理學帶來了與生俱來的活力，他有著天主教的人際關係之領會，他是最高企圖的化身，而其華麗虛飾的語言就如同從前無敵騎士之寶藏軍械庫一般。在他的心靈行動之中，有著一個未知的長長的太西洋捲軸，除了最深處的海洋之心以外，而只欠東風的是，應當伴隨的如

此這般的力量，一個顯而易見的中心思想。如果他的心靈並沒在歇息於固定不變的偏見上，或許軌道會變大，而返回時間也將未到達：但是一位大師應能激發信心，而將與他所堅定的乃是皮之不存毛將焉附的關係，並總是給予他目前的研究最崇高之位置。

後來，Emerson寫道史威登堡：「看到並顯示了大自然和靈魂屬性的連結。他洞悉了可看見、聽到和觸摸的世界之標記或心靈的特性……。史威登堡吸引力的重要性在於他朝向一個有秩序和可預知的宇宙，與朝向一個物質與心靈結合的往前的推動力。」。

順勢療法和史威登堡的思想中，對於正統醫學均抱持了類似的評批。兩者的觀點都視正統醫學為對於疾病過程中的外在影響，而非內在而更深層的根源之治療。

赫林Constantine Hering，MD是位順勢醫師和史威登堡派人士，他歸屬於不喜歡將他對於醫學的理解，與他的心靈混為一談的人士與教師。這或許可以解釋為什麼有一次赫林說到，「當找不到為什麼史威登堡派人士可能比較喜歡順勢療法治療的比較好的理由時，所有的順勢醫師也是史威登堡派人士的好理由則是一個也沒有」。

◆本章參考文獻

1. Ahmad, M. T. *Homoeopathy: Like Cures Like*. Tilford, UK: Islam International Publications, 2005. Available at www.alislam.org

2. Applegate, D. *The Most Famous Man in America: The Biography of Henry Ward Beecher*. New York: Doubleday, 2006.

3. Aurobindo, S. Sri Aurobindo on Medical Science, *Orissa State Homoeopathy Board Journal*, August 1969, 2（3）.

4. Blavatsky, Madame H. *Complete Works*, vol IV, Another Orthodox Prosecution, 1882–1883. Available at http://collectedwritings. net/

5. Blavatsky, Madame H. *Complete Works*, vol. VI, Spiritual Progress, 1883–1885. Available at http://collectedwritings.net/

6. Boulton, A. O. The Gothic Awakening, *American Heritage Magazine*, November 1989, 40（7）.

7. Bradford, T. L. *The Life and Letters of Samuel Hahnemann*. Philadelphia: Boericke and Tafel, 1895.

8. Carlebach, S. Practical Wisdom from Shlomo Carlebach, *Tikkun Magazine*, Fall 1997, 5758（Jewish year）.

9. Clarke, J. *Homoeopathy Explained*. London: Homoeopathic Publishing Company, 1905. Available at http://homeoint.org/ books5/clarkehomeo/statistics.htm

10. Coulter, H. L. *Divided Legacy: A History of the Schism in Medical Thought*. Vol. III: The Conflict Between Homeopathy and the AMA. Berkeley: North Atlantic Books, 1973.

11 . Davies, A. History of MSM—Homeopathy and Natural Medicines, *Homeopathy*, 2007, 96:52–59.

12 . Dean, M. E. *The Trials of Homeopathy*. Essen, Germany: KVC, 2004.

13 . Eddy, M. B. *Science and Health with Key to the Scriptures*. Boston: First Church of Christ, Scientist, 1875 （updated 1910）.

14 . Eddy, M. B. *Retrospection and Introspection*. Boston: First Church of Christ, Scientist, 1891.

15 . Emerson, R. W. *Representative Men*. 1850. Available at http://www.rwe.org/comm/index.php?option=com_content & task=view & id=145 & Itemid=145

16 . Emerson, R. W. *English Traits*, Chapter XIV, 1856. Available at www.rwe.org/works/English_Traits_Chapter_XIV_Literature.htm

17 . Emerson, R. W. *The American Scholar, Complete Works*. 1903, Vol. 1.

18 . Everest, Rev. T. R. *A Popular View of Homeopathy*. New York: William Radde, 1842.

19 . Frass, M., Dielacher, C., Linkesch, M., Endler, C., Muchitsch, I., Schuster, E., and Kaye, A. Influence of Potassium Dichromate on Tracheal Secretions in Critically Ill Patients, *Chest*, March 2005a.

20 . Frass, M., Linkesch, M., Banjya, S., et al. Adjunctive Homeopathic Treatment in Patients with Severe Sepsis: A Randomized, Double–Blind, Placebo–Controlled Trial in an Intensive Care

Unit, *Homeopathy,* 2005b, vol. 94, pp. 75–80.

21 . Galéazzi–Lisi, R. *Dans l'ombre et dans la Lumiere de Pie XII.* Paris: Flammarion, 1960.

22 . Gomes, Dr. （Sister）. Personal communication, October 14, 1988. （Dr. Gomes was a conventional physician whose mother's life was saved by homeopathic medicine, and thereafter, she has prescribed it to her family and patients.）

23 . Granier, M. *Conferences upon Homeopathy.* London: Leath and Ross, 1859.

24 . Haehl, R. *Samuel Hahnemann: His Life and Letters.* London: Homeopathic Publishing Company, 1922 （two volumes）. （Reprint New Delhi: B. Jain, no date.）

25 . Handley, R. *In Search of the Later Hahnemann.* Beaconsfield, UK: Beaconsfield Publishers, 1997.

26 . Harris, L. O Guru, Guru, Guru, *New Yorker,* November 14, 1994.

27 . Henderson, W. *Homoeopathy Fairly Represented.* Philadelphia: Lindsay and Blakiston, 1854.

28 . Huber, E. History of Homeopathy in Austria, *Transactions of the American Institute of Homeopathy,* 1880, Vol. II, Part I.

29 . Homeopathic Hassle, *Time,* August 20, 1956.

30 . Hunt, W. F. The Condition of Homeopathy in Europe, *Transactions of the New York State Homeopathic Medical Society,* 1863, pp. 118–123.

31 . *Indian Catholic News,* Muller's Adds New Homeopathic Facility,

Nov 8, 2006. Available at www.theindiancatholic.com/news-read.asp?nid=4362

32 . Jütte, R. *The Hidden Roots: A History of Homeopathy in Northern, Central and Eastern Europe.* Stuttgart: Institute for the History of Medicine, 2006.

33 . Karst, F. Homeopathy in Illinois, *Caduceus*, Summer 1988, pp. 1–33.

34 . Kimball, S. A. The Organon Society of Boston, *Homeopathic Physician*, vol. 2, 1888.

35 . Kishore, J. Homeopathy: The Indian Experience, *World Health Forum*, 1983, issue 4, pp. 105–107.

36 . Knerr, C. *Life of Hering.* Philadelphia: Magee Press, 1940.

37 . Kotok, A. The history of homeopathy in the Russian Empire until World War I, as compared with other European countries and the USA: Similarities and discrepancies. PhD thesis submitted to the Senate of the Hebrew University of Jerusalem, November 1999. Available at http://homeoint.org/books4/kotok/index.htm

38 . Lauterbach, J. Z. Mekilta de–Rabbi Ishmael I–III. Translated by J. Z. Lauterbach. Philadelphia: JPS （Jewish Publication Society, 1933–1936. （Reprint Philadelphia: JPS, 1976.）

39 . Liga Medicorum Homeopathica Internationalis （LMHI）. www.lmhint.net/his_italy.html

40 . Miller, R. L. *150 Years of Healing: America's Great New Thought Healers.* Portland: Abib Publishing Company, 2000. Available at

http://website.lineone.net/～newthought/150.3.htm

41 . Morrell, P. British Homeopathy during Two Centuries
（1999）. http://homeoint.org/morrell/british/index.htm

42 . Negro, F. *Grandi a Piccole Dosi*. Milan: Franco Angeli, 2006.

43 . Nichols, P. A. *Homoeopathy and the Medical Profession*. London:
Croom Helm, 1988.

44 . Peebles, E. Homeopathy and the New Church, in *Emanuel Swe-
denborg : A Continuing Vision* （ed. R. Larsen）. New York: Swe-
denborg Foundation, 1988.

45 . Piterà, F. Divina omeopatia: Le falsità di Quark e la disin-
formazione su Vaticano e omeopatia, *Athropos* & *Iatria*, Janu-
ary–March 2001. Also available at www.mclink.it/personal/
MH0077/Therapeutike/therapeutike%201/pitera%20–%
20divina_omeopatia.htm

46 . Proceedings of the 19th Session of the American Institute of
Homeopathy, June 6–7, 1866.

47 . Rafinesque, C. General Report on the Rise and Progress of
Homoeopathy in France, *Transactions of the American Institute of
Homeopathy*, 1876, Vol II, Part I.

48 . Rosenberg, C. E. *The Care of Strangers: The Rise of America's Hospi-
tal System*. New York: Basic Books, 1987.

49 . Ruben, B. L. Max Lilienthal and Isaac M. Wise: Architects of
American Reform Judaism, *The American Jewish Archives Journal*,
2003, 55（2）:1–29.

50 . Rutkow, L. W., and Rutkow, I. M. Homeopaths, Surgery, and the

Civil War, *Archives in Surgery*, July 2004, 139:785–791.

51 . St. John of Kronstadt. *My Life in Christ*. New York: Holy Trinity Monastery, 1911.

52 . Sarkar. B. K. *Essays on Homeopathy*. Calcutta: Hahnemann Publishing, 1968.

53 . Sharma, C. H. *A Manual of Homoeopathy and Natural Medicine*. New York: Dutton, 1976.

54 . Street, R. Personal correspondence, February 22, 2007.

55 . Thomas, B. P. *Theodore Weld: Crusader for Freedom* （1950）. Available at www.gospeltruth.net/Weld/weldbioch18.htm.

56 . *Transactions of the American Institute of Homeopathy*, Minutes of the AIH Meeting, Kansas City, Mo., 1908, p. 128.

57 . Treuherz, F. The Origins of Kent's Homeopathy, *Journal of the American Institute of Homeopathy*, December 1984, 77 （4）:130–149.

58 . Treuherz, F. Steiner and the Simillimum: Homeopathic and Anthroposophic Medicine: The Relationship of the Ideas of Hahnemann, Goethe and Steiner, *Journal of the American Institute of Homeopathy*, June 1985, 78 （2）:66–82.

59 . Treuherz, F. Strange, Rare and Peculiar: Aborigines, Benedictines and Homeopathy. *Homeopathy*, 2006, 95 （3）:182–186.

60 . *Vanity Fair*, May 2006, p. 90.

61 . Vivekananda, Swami. *The Complete Works of Swami Vivekananda*, Vol. I: Raja–Yoga/Prana. Hollywood: Vedanta Press, 2003 （reprint）.

62 . Watchman Fellowship. Christian Science Profile. Available at http://www.watchman.org/profile/ChrSciProfile.htm

63 . Wendte, C. W. *Thomas Starr King: Patriot and Preacher*. Boston: Beacon, 1921.

64 . Winston, J. *The Faces of Homoeopathy*. Tawa, New Zealand: Great Auk, 1999.

65 . www.wikipedia.org, Swami Vivekananda.

66 . Yasgur, J. *Homeopathic Dictionary*. Greenville, Penn.: Van Hoy, 1998.

全書註釋

第一章
為何「順勢療法」合理有效：最佳的奈米藥理學

1. 相關於許多順勢療法的藥物被納入為西藥的歷史討論之進一步資訊，煩請詳參Dr. Harris Coulter的《順勢療法對十九世紀的對抗療法之影響》（*Homoeopathic Influences in Nineteenth Century Allopathic Therapeutics*）（1973），以及他相關於順勢療法的歷史之更詳盡闡述的書籍《意見分歧的遺產：在順勢療法和美國醫學會之間的衝突》（*Divided Legacy: The Conflict Between Homeopathy and the American Medical Association*）（1975）。

2. 希臘字*homoios*意涵為相似，希臘字*pathos*意涵為疾病；因此順勢療法的意涵為相似的疾病，藉由使用超微劑量的醫療藥品，來治療被認為引起特定疾病的症狀。希臘字*allo*的意涵為其他的或異於。因此，對抗療法乃指使用相似、對抗或任何可能在最短時間內，減緩症狀的物質之醫療系統。

    哈尼曼使用對抗療法的用語，事實上帶有貶損之意，因為他視西醫為一個並非建基於大自然中任一原則的非純正原則之上。從19世紀直到今日，許多西醫師均使用這個字，來描述他們自己（美國醫藥學院學會（Association of American Medical Colleges）稱他們所教授的醫學類型為對抗療法，同時，美國醫學協會（American Medical Association）描述醫學院的學生為對抗醫學院學生），即使一般大眾對這個用語的了解也非常淺薄。

3. 依據伊利諾州（Illinois）和密西根州（Michigan），同時提供順勢療法和西醫療法治療的獨立監獄之教誨師的統計，他們發現到西醫治療的監獄之人口死亡率，達兩倍之高，而因為疾病而所浪

費的病假天數，則達兩倍之高，且每位監獄犯人的所需費用更達三倍之高。在紐約1880年代的西醫精神療養院（當時稱爲精神病院）中的死亡率，爲順勢療法的精神療養院的十倍之高。

4. 1900年以前順勢醫療藥物的試驗研究，和今日進行的順勢療法的研究，有著相當相似的模式。每當順勢療法的懷疑論者企圖測試順勢療法時，他們就會以特定的方式加以設計實驗之進行，並藉以反駁順勢療法，其中順勢療法關於如何精確地爲病人開給處方的指導方針，很少被遵循。相反地，每當依循順勢療法的指導原則所進行的研究，其結果未必每次都成功，但通常都可顯示順勢醫療藥物具有治療的效果。

5. 當只回顧最高品質的研究報告，且當爲出版偏好而進行調整時，研究人員發現以順勢醫療藥物投藥的取樣人員，仍然比以安慰劑投藥的病人，可能改善健康的狀況高達1.86倍。研究人員也注意到，在西醫研究中，非常常見的是，更嚴格的試驗比較不嚴格的試驗，相對產生較不正面的結果。

6. http://ghh.info/welcome.htm

7. 2002年時，一個名爲《地平線》（Horizon）的BBC帶狀電視節目，製造了一個小時的順勢療法報導。在這個報導中，他們希望藉著複製Ennis的研究，結合「科學」和「實際情境之電視」，並將結果顯示出直播電視節目上的順勢療法之擁護者與懷疑論者。儘管這樣類型的節目，可能是很好的構思，但電視科學與眞實的科學未必可以同日而語。當Ennis教授最後看到這個2004年的研究中，所使用的特定標準治療中，她驚嚇到本份研究與她的研究之相似處寥寥可數。也得知《地平線》所聘用的研究人員，是一位未取得學位的低階醫技人員，此人過去從未發表過相關於嗜鹼性球的研究，而本份標準治療中包含了以殺死嗜鹼性球知名的化學物質，而此甚至是在順勢醫療藥物用於本份研究之前。如此一來，這份設計不良的研究，簡直不可能適當評估順勢醫療藥物的

效果。在我接受美國電視節目《20/20》專訪以後，我揭露了這個有缺點的實驗。《20/20》的節目製造人允諾要聘請Ennis教授為顧問，而當他在研究進行之前，被告知本研究的設計並不周全且有缺陷時，他告訴我他只是單純允諾要諮詢Ennis教授，但未必須要聽取她的意見。進一步相關於「垃圾科學/垃圾雜誌」的網路電視上之資訊，煩請詳參http://homeopathic.com/articles/media/index.php。

第二章
為何順勢療法遭受厭惡與誹謗

8. 1833年時，法國進口了多達四千一百萬隻水蛭。1856年時，美國
有一家公司進口了500,000隻水蛭，而這家公司的其中一個競爭
對手則進口了300,000隻水蛭（Ullman，1991）。

9. 一些順勢藥劑的虛構名稱如*Madaroma fraudulentum*，*Urticaria rubra*和
Tuber cinereum。

10. 1850年時，英國順勢療法藥劑家John Epps，為非醫科與醫科的
群眾，完成了一份易為充份理解的相關於順勢療法之辯護。在
320頁中有整整四分之一，均在闡述法醫驗屍檢查，其中含括了
1840年的一般殺人罪審判之細節，和其他的目擊證據與報章評論
（Treuherz，1984）。

11. 《*The Lancet*》的資深編輯Zoe Mullan認知到，『Egger教授不懷好
意的說，他希望看見順勢療法將僅只於安慰劑效應。他的「矛
盾」因此是昭然若歇的。我們所看到的已足以說明。』（EHM
News Bureau，2005）。而編輯群也選擇不告知讀者此一偏見。

12. 順勢療法的懷疑論者經常主張順勢療法的研究，並非高品質的科
學，但是若和西醫研究相較的話，本份研究卻超過兩次以上地，
證實了其具有高水準，而這正如同許多順勢療法的研究一樣。研
究人員並沒有對此明顯的事實做出評論。

第三章
文學偉人：以文采歌頌順勢療法

17. Henry Wadsworth Longfellow和Nathaniel Hawthorne兩者均畢業於Bowdoin College，並同屬1825年的Bowdoin Banner Class。Bowdoin Banner Class的畢業生中也包括Franklin Pierce後來成為美國的第十四任總統；John S. C. Abbott一位受到高度尊崇的傳記作家；Jonathan Cilley州議員和將軍；與Richmond Bradford原本受西醫師訓練，後來成為緬因州重要的順勢醫師。

18. 其他讚賞史威登堡（Swedenborg）而未在本章節列出的人士含括：Walt Whitman，Robert和Elizabeth Barrett Browning，Carl Jung，William Blake，Immanuel Kant，D. T. Suzuki和Helen Keller。

19. 契訶夫在書中選擇一個女性作為順勢醫師，這是非常有趣與意義深遠的。在1880年代，婦女在醫師界中代表著一個極小數中的少數，但僅有的女性醫師都傾向於作為順勢醫師（煩請完整版詳參第十章，女權領導者與主張婦女有參政權者（Chapter 10，Women's Rights Leaders and Suffragists））。契訶夫在書中選擇一位女性作為一位將軍遺孀的事實是深具意義的，因為順勢療法當時在蘇俄精英之中，特別受到歡迎。這些精英包括皇家成員、宗教高層人士和軍中人士。

20. Alpine Pharmaceuticals（San Rafael, Calif.）贊助了以兩種勢能的*山金車*（*Arnica*）來治療臉部接受整形手術的病人（Seeley, et al., 2006）之雙盲與安慰劑控制的研究。本份研究由舊金山加州大學之臉部整形手術部門主任所指導進行，該研究結果並在受到高度評價的《AMA外科期刊》（AMA surgical journal）上發表。

第四章
超級運動明星：藉助順勢療法幫您得分

21. 相關於順勢醫療藥物的山金車劑型之相關資訊為藥丸或外用劑型（外用劑型有非常多種，如凝膠、軟膏或噴霧）。

22. 雖然*山金車Arnica*已作過非常多且確具療效的臨床試驗，也有數個控制良好的臨床測試更進一步證明了山金車的療效，但是並非所有的研究測試都顯示出山金車具有正面的療效。之所以會有山金車負面療效的相關研究結果，其實理由很簡單：（1）山金車有時並未依相關指示的情況進行；（2）有些測試山金車的研究所取樣的人數，並不足以定義出山金車的療效；同時（3）某些研究並未進行妥善的控制或設計。

第五章
醫師與科學家：走出醫學的象牙塔

23. 相關於對順勢療法與順勢醫師的強烈敵意之進一步資訊，煩請詳參第二章，為何順勢療法遭受厭惡與誹謗。

24. 最近有些科學家推測達爾文乃受系統性乳糖不耐症所苦，但這僅只是推測而已，且至多也只能代表著更複雜的症候群當中的一個面向而已。

25. 順勢醫師持續觀察到一個相似的現象，此現象稱為「赫林Hering的治療法則」，藉著這個法則病人可以經歷內在疾病的「外顯化」。外顯化是療癒過程中一個重要的部分。可惜的是，許多尋

求西醫治療的病人，所接受的治療卻壓抑了這些皮膚的症狀，進而將他們往體內推，以致造成身體健康的整體惡化。

26. 相關於透視學部分，Gully醫師所使用的女士被認為可以直接透視一個人的身體。

27. 另外相關於Gully和Hastings的生命故事是，他們的兒子彼此也是敵對者。Gully 的兒子William Court Gully，成為英國上議院（British House of Lords （1895—1905））的議長，而Hastings的兒子George Woodyatt Hastings則成為一位律師和政治家。就像他的父親一樣，George Hastings對於非傳統西醫的治療方式也強烈反對。後來，年輕一輩的Hastings，因為偷竊將被處決之人的錢而入獄時聲譽大損。

28. （譯者註：未譯，與順勢醫學無關）

29. Harvey Williams Cushing，MD （1869—1939）被許多人視為二十世紀上半期最偉大的神經外科醫師。在他的奧斯勒的傳記著作中，他說道：「他（奧斯勒）對於過度使用藥物乃是當時代醫學的錯誤信仰作出暗示，他一向最喜歡的格言之一乃是，再也沒有任何人比哈尼曼在醫學上能夠作出更多更好的貢獻。哈尼曼的治療方法顯示了疾病的自然傾向乃是走向康復，而所應提供的乃是得宜的照顧，適當的護理，而且不要過量。」 （Cushing，1940，p. 171）。

第六章
舞台、電影和電視名人：均在順勢療法中領銜主演

━━

30. James Ward，MD是位受到高度尊崇的順勢醫師，他是Hahnemann

Hospital College of San Francisco的教授。他並在1920─1907年間擔任San Francisco Board of Health的理事長。在他的任期當中，舊金山發生了1906年最有名的地震。

第七章
音樂家：為順勢療法而歌頌

31. （譯者註，未譯，德語與英語之文字遊戲）

32. 俾斯麥Otto von Bismarck（1815─1898）為1862─1890年間的普魯士的邦的首長，和1871─1890年間德國許多州的首相，俾斯麥同時也是另外一位自然醫學的提倡者。

33. （譯者註，未譯，高度音樂性但與順勢無關）Ignaz Schuppanzigh（1776─1830）

34. 更多相關於這則故事的資訊，煩請詳參完整版第十二章，皇家醫學。更多相關於Father Veith及其順勢醫療的部分，煩請詳參完整版第十三章，宗教界高層人士與精神領袖。

35. 在《*Beethoven's Hair: An Extraordinary Historical Odyssey and a Scientific Mystery Solved*》的著作中，全書均在闡述這個主題。雖然最近的研究中，判定貝多芬的頭髮當中含有高濃度的鉛，但是因鉛中毒所引起的耳聾，卻很少像貝多芬耳聾的表現方式。不過，這也有可能是因為貝多芬所接受的順勢療法治療，而使得貝多芬減輕了一些但並非所有鉛中毒的的典型症狀。在一份審查了105個使用順勢醫療藥物來減少重金屬中毒的毒性反應之研究報告中，發現順勢醫療藥物具有正面療效，尤其是在這個領域中的最高品質的科學研究中（Linde，et al.，1994）。而更新近的研究也確認這樣

的效果（Ullman，2007；Khuda—Bukhsh，et al.，2005；Belon，et al.，2006）。

36. 每一種順勢治療藥物均被了解爲可以治療一種特定的身心症候群，例如可受益於硫磺*Sulphur*的人，乃屬典型的藝術家—哲學家類型，他們會穿著破爛的衣服，對於所擁有的事物更有著特殊的情感連結，身體骨架清瘦而面容憔悴。更多相關於眾多順勢醫療藥物的體質類型之內容，煩請詳參《*homeopathic materia medica*》（順勢療法的藥典）。

37. Dr. Schwenninger醫師也是俾斯麥（Prince Otto von Bismarck）的醫療顧問，這位普魯士的首相，帶動了德國許多邦聯的統一運動，同時他也長時期提倡自然醫療藥物。

第八章
藝術家與時尚大師：順勢療法之主領風騷

38. 雖然嘉舍醫師主要將自己定位爲順勢療法的醫師，甚至將自己與順勢療法的始祖山姆‧哈尼曼醫師相比擬（Negro，2005），但是嘉舍醫師也對其他的自然療法感興趣，如水療、身體練習、營養學和心理療法（礦物的使用），和氣候學（氣候對於健康之影響）。

39. （譯者註，未譯，因爲實在查不出來Juliette Dranet是誰，而且內容相對不重要。）Juliette Dranet， though there is no evidence that Hugo sought his treatment （Negro，2005）.

40. 相關於蕭邦的典故與他在順勢療法上的經驗，煩請詳參第七章，音樂家。嘉舍醫師也是順勢醫師Dr. Léon Simon （1798—1867）

之學生。Dr．Léon　Simon是法國最早期和最受尊崇的順勢醫師之一。

41.在今日的奧維小鎮中，嘉舍醫師的家仍然保存著，並有著歷史遺趾的標示說明　（Roe，2006）。

第九章
政治家與和平締造者：以生命和健康來投票

───

42.一位Courier　Journal（Louisville，Kentucky）的特派員報導說，攻擊Seward的先生乃是藉口爲Seward的順勢醫師Dr．T．Verdi幫忙帶順勢醫療藥物給他，而進入到他的房子。這位記者也提到一些目前作者尚未完全證實之事：「一般人不知道林肯和他全部的內閣人員都是順勢療法的人士。」（Other　Days，1887）。這位記者也報導Jefferson　Davis也是爲大家所知的順勢療法的提倡者。

43.AMA的副理事長William　H．Mussey，想要譴責外科醫師General　Barnes，但AMA的大會代表並沒有採取他的建議。

44.Dr．Gachet也曾爲女校長Juliette　Dranet治療過。

45.McClellan的父親是位傑出的外科醫師、作者與教育家，而他的叔父和哥哥是一般醫學專業上受到高度尊崇的人士。McClellan對於順勢療法治療的使用可歸因於他的夫人Ellen　Marcy　McClellan。一位曾經治療過將軍的醫師是她的叔父Erastus　E．Marcy。這位叔父是極具權威性的《北美順勢醫學的期刊》（*North American Homeopathic Journal*）之創辦人與編輯，並是1840年代和1850年代間順勢療法的重要提倡者之一。

46. 有些順勢醫師與外科醫師的任命是祕密進行的，例如G．S．Walker（1820—?）的情況。他在1852年時，畢業於對抗療法的醫學院Jefferson Medical College，之後立即移居到聖路易（St. Louis）。1860年時，他正式公開他對於順勢醫學的興趣後，就立即因為職業上的異端身分，而被逐出他當地所屬的醫學會。在南北戰爭中，他原本進入北軍成為志願的外科醫師，之後被任命到Sherman將軍下面的一個旅去任職外科醫師（King，1905，II，388—389）。

47. 除了順勢醫師Dr．Alfred Hughes在南軍任職外，喬治亞州的Samuel Hunt，MD醫師也公然以順勢醫師的身分執業。Hughes的故事非常有趣，因為他在Richmond和Virginia行醫，而在此許多重要的北軍軍官都是他的病人，其中包括了負責聯邦軍隊所有供給品的軍需主任General Peter Michie。

48. Willis Danforth，MD（1826—1891）醫師原本接受的是西醫訓練，但在由一位順勢醫師為他治好坐骨神經痛後，他就開始研讀與使用順勢療法。他並成為一位在加芝哥哈尼曼醫學院（Hahnemann Medical College）的外科醫師教授。

49. 新近有些研究測試了以重酪酸鉀，來治療患有慢性支氣管炎或肺氣腫，且分泌物為濃稠的病人。在此雙盲、安慰劑控制的研究中，發現了令人驚奇的效果（Frass，et al.，2005）。在該項由維也納大學（University of Vienna）一位極受尊崇的教授所指導的研究中，有五十位病人服用*Kallium bichromicum*重鉻酸鉀30C的糖球或安慰劑。氣管喉嚨的分泌量在開給順勢醫療藥物的病人身上有明顯的減少，且其當中沒有任何人需要接受插管治療（幫助呼吸的插入技術），相較於16%的服用安慰劑的人所需要之插管治療。

50. C．R．Das和Pandit Motilal Nehru是Swaraj Party的兩位創辦人，

這是個使得印度得以獨立於英國法規的一項重要的政治努力。
Motilal Nehru是印度自由後的首任總理Jawaharlal Nehru的父親。

51.除了其他表達對於順勢療法支持的印度政治家外，尼泊爾目前的
副總理暨衛生部長Amik Sherchan，也主張其政府應該推廣順勢療
法，因為順勢療法是尼泊爾的一般大眾，最容易取得，費用最低
廉，和最適合的治療方式。他說道：「如果我們推廣順勢療法，
我們就能夠為尼泊爾廣大的人口提供醫療服務。」（Health Min-
ister, 2006）。

52.在Montgomery Ward和Company（在芝加哥）的順勢療法的診所
中，光1915年就治療了49,034位員工。讓該公司引以為傲的是，
因著順勢醫療藥物的使用，而使醫療費用大幅縮減，同時員工生
病天數的減少幅度也很可觀（American Institute of Homeopathy,
1916）。在1918年著名的流行性感冒中，Montgomery Ward的順
勢療法診所中只有八個死亡病例，相對於由正統醫師們所負責運
作的Marshall Field和Sears Roebuck的診所中，統計的死亡病例為
數百名（Suits, 1985, 79）。在此令人印象深刻的統計數據下，
United Cigar Company於是聘僱了順勢療法的醫師，來負責所有
的醫療診所，以照護公司在芝加哥的員工。

53.在俄亥俄州Dayton的National Cash Register Company一向以其先進
的管理而知名。NCR的醫學部門在1903年時，於H. H. Herman,
MD醫師領導下正式運作。Dr. Herman醫師所受的是正統的醫師
訓練，並在NCR診所執業前不久才轉為順勢醫師。在1903年之
前，他是Dayton順勢醫學會（Dayton Homeopathic Medical Soci-
ety）的正式會員，在1908年時，他加入了俄亥俄州的順勢療法醫
學會（Ohio State Homeopathic Medical Society）。1915年時，該
診所全部都由順勢療法的醫師來負責運作，並照護了25,025位病
人（American Institute of Homeopathy, 1916, 96）。在Dr. Her-

man醫師加入NCR診所後不久，公司致員工的時事通訊上，就常刊登許多不同的自然療法。

54．Chalmers Motor Company在1910和1920年代中，是個相當受歡迎的汽車製造商。他們也設立了職業棒球的Chalmers Award獎項，此獎項之後變為Most Valuable Player Award。

55．Dr．McCann醫師的數據經常被誤引。有一本關於1918年的流行性感冒的現代通俗書籍中（Barry，2004），錯誤地批評順勢醫師「荒謬」的陳述，因為他指出除非在美國就有高達好幾百萬人死於流感（但事實不然），否則就不可能在得到流感的病人當中就有高達28.2%的死亡率。McCann醫師其實在他的統計數據中，明確指出他只是在比較在順勢療法醫院的死亡率，和在西醫院的死亡率。可惜的是，就如同在歷史上被順勢療法批評者所重述的一樣，他們傾向於報導錯誤的消息，以藉此實體化他們反對順勢療法之論據。

56．W．B．Hinsdale的兒子Albert E．Hinsdale也是位順勢醫師，他並成為在俄亥俄州大學的順勢醫學的藥典（materia medica）教授。Albert科學研究之一是重鉻酸鉀（*Kali bichromicum*）的作用，這個一個很重要的順勢療法用藥，最近發現重鉻酸鉀在治療慢性支氣管炎或肺氣腫的病患，具有非常顯著的效果。此即所謂的慢性阻塞性肺部疾病（Chronic Obstructive Pulmonary Disease，COPD），也是美國人民前四大死亡病因。該研究在University of Vienna醫院進行，並在受到極高尊崇的醫學期刊《Chest》發表（Frass，et al.，2005）。

57．在順勢療法界中，也如其他任何的醫療專業一樣，對於如何給予病人最好的照護，有著不同的意見。順勢療法中有些重要的爭論，發生於使用高勢能（稀釋為1：10或1：100的三十次或更多次）的順勢醫師，與使用低勢能（通常為3X到30X）的順勢醫

師。對於如何進行研究才是最好的想法上也有爭論。有些順勢醫師想要效法西醫治療，針對某一特定疾病測試單一藥物，而另外有些順勢醫師則強調順勢療法著重的是較爲個人化的處方。而最爲嚴重的衝突則來自於主張完全不應使用西藥的順勢醫師，和折衷派並使用順勢療法、藥草與西藥的醫療藥物之順勢醫師們。Kettering的順勢醫師T.A.McCann，MD是位傳統的順勢醫師，他使用高劑量的製劑，並著重對於所有病人均開給個人化的處方，而非針對疾病來給藥。

58.更多相關於Queen Olga對於順勢療法支持的資料部分，煩請詳參完整版第十二章，皇家醫學。

第十一章
皇家醫學：皇室家族對於順勢療法長時期的喜好

59.傳統英文的拼法爲「homoeopathic」，因此醫院正式名稱爲皇家倫敦順勢療法的醫院（Royal London Homoeopathic Hospital）。不過，大部分在美國、英國和歐洲的人們，都使用現代的拼法「homeopathic」。

60.1939年時，挪威的國王Haakon VII聖諭冊封Sir John Weir，Knight Grand Cross of St. Olav勳銜，此乃挪威最高的授勳榮譽（Homoeopathy，1939）。

61.相關於狄斯雷利（維多莉亞女皇攝政時期的英國首相）有趣的順勢療法治療內容，煩請詳參第九章，政治家與和平締造者。

62.Dr. Quin醫師許多親近的朋友都是西醫師。下列爲一則西醫師Sir Charles Lococke與Dr. Quin醫師的有趣對話。西醫師說他看了Quin

其中一個病人，而他選擇使用Quin醫師的治療方式。當Quin問他，他開了什麼醫療藥物給這位病人時，Sir Charles回答說，「什麼都沒有！」而Quin則應對說，他也很巧的看了一位Sir Charles的病人，而他選擇開給西醫用藥。當Quin被問到結果如何，他回答說，「死亡（Dead）！」

63. 有趣的是，哈尼曼對拿破崙一世之於順勢療法的使用與讚賞，抱持著懷疑態度。哈尼曼對於這則報導的真實性之評論，顯示出哈尼曼本身並非是位狂熱者——他會接受的相關於他的發現之正面評論，乃是評論者已經事先做過確認。我選擇討論這個相關爭論，乃是希望其他的研究者，或能進一步釐清拿破崙實際所說（或未說）的內容。依據日期的佐證，我附議哈尼曼對於拿破崙相關於順勢療法的興趣之存疑。

64. 在拿破崙一世生命的最後幾年當中，他告訴他的醫師Francesco Antommarchi：「光是嗅聞您藥劑的氣味，就足以使我（的胃部）收縮。請開給我所在外用的醫療藥物，這是我所同意的，但請不要開給我內服的調合物，且其成分並足以催毀最強健的體魄 — 永遠不要。我絕不想要得到兩種疾病，一種是因為自己生的病，一種是因為服用醫療藥物所得到的病。」（Young，1915，201）。

65. 雖然更多重要的證據顯示出，拿破崙三世和他的太太對於順勢療法的興趣與支持，但是審視眾多他們的生活傳記著作中，均未涉及這些部分。記載的歷史內容其實是會強烈受到記載歷史與當時代主導的世界觀之影響。

66. Dr. von Böenninghausen醫師原本所受的訓練並非醫師而是律師之訓練。他出生於荷蘭，並受到高度尊崇，因此荷蘭的路易·拿破崙國王（King Louis Napoleon）延攬他為稽核人員。在1827年因感染肺結核為一位順勢醫師治癒後，von Böenninghausen便開始認

眞研讀順勢療法。他著作了許多重要的教科書，其中包括第一本
順勢療法的資料庫（repertory）。

67. 「大公」（Grand Duke）的地位等同於親王（Prince）。

68. Friedrich Jaeger教授是Georg Joseph Beer的被保護者和女婿。Georg
Joseph Beer在1815年成為全世界第一大學的眼科主任。Jaeger呈報
皇帝，且據說告訴Radetzky要「相信Hartung」。西醫同事嚴厲譏
笑Jaeger表達了相關於順勢醫師的正面談話，即使其療效很好也
一樣。一位現代的眼科醫師重新檢視了這些紀錄，並判定說正確
的診斷應為眼眶化膿（Blodi, 1989），不過現代的教科書認為該
病症，如果像Radetzky所經歷的一樣嚴重的話，通常療程不太會
奏效，且一般會引起失明。

69. 在Dr. Necker於1848年去世以後，Duke of Lucca 聘任在匈牙利相
當受尊崇的順勢醫師Joseph Attomyr（1807—1856）來擔任他的私
人醫師。

70. 相較於「另類療法」而言，查爾斯王子比較喜歡使用「替代療
法」的用語。「替代療法」的用語，在英國比在其他地方還要來
得普及。有些該領域的提倡者認為「另類療法」的用語，具有貶
低的性質，因為此用語隱含著它是次居於西醫的療法。

第十二章
宗教高層人士與精神領袖：順勢醫學的療效界於祈禱之外

━━━━━━━━━━━━━━━━━━━━━━━━━━━━━━━━━

71. 外國醫師需要正式的許可才得以行醫。Dr. J. W. Wahle是山
姆・哈尼曼醫師的一位受到高度推崇之學生與同事。他並是普
魯士大使在羅馬的個人醫師。除了在萊比錫向哈尼曼醫師學習

以外，Wahle還進行了幾項知名的順勢醫療藥物之實證工作，這些藥物包括**石松屬的植物**（Lycopodium）、**烏賊**（Sepia）、**矽**（Silica）、**紫花歐瑞香**（Mezereum）、**蜀羊泉**（Dulcarama）、**動物碳**（Carbo animalis）和**石臘**（Parafinnum）。

72. Order of St. Gregory the Great的勳銜是非宗教界高層人士所能被冊封的最高榮譽。

73. Jean—Paul Tessier, MD是位工作於巴黎的St. Marguerite醫院，且在當時代受到極高推崇的西醫師。他選擇研究以順勢療法來治療肺炎的原因，是因為他的良師益友，也就是知名的生理學家Francois Magendie請他如此做。肺炎是個相當適合用來評估的疾病，因為肺帶是一種具一般性，為大家所熟知，且有著清楚的診斷和預後，而且沒有模糊地帶的疾病。

    Tessier學習了如何將順勢療法的治療個人化，他也開給了從3C到30C的不同勢能的藥物。為了降低偏見，他並且安排了兩位西醫的實習醫師來進行療效分析。依據其他當時代的相關於肺炎的研究，他預期的死亡率為33%。但是Tessier卻發現在該研究中的死亡率卻只有7.5%。

    但Tessier並沒有因為這項研究而受到表揚，相反地他卻被他的醫學同事所攻擊，而且在醫院中的職位也沒有晉升。西醫師強烈對抗Tessier及其研究結果，他所有的臨床助理於是全部被逐出，並且從未再度被允許加入Academy of Medicine。

74. 火藥是個重要的順勢療法用藥，可用於血液中毒（敗血病）、毒常春藤或毒橡木的疹子，以及久久無法治癒的傷口。

75. 「Chief Procurator」是蘇俄的蘇俄正教教會中的最高階之政府官員。

76. 儘管維也納大學（University of Vienna）長期以來，就有許多教授皆反對順勢療法，但今日有一小群的醫師，已針對重症患者使用

順勢療法的療效，進行一項高水準的臨床研究之評估。有一項針對慢性阻塞性肺部疾病（肺氣腫和慢性支氣管炎）的研究顯示，服用順勢療法藥物的病患，比服用安慰劑的對照組，在吸呼與健康方面明顯改善許多（Frass, et al., 2005a）。在該所大學有一個相似群組的研究人員，針對患有嚴重敗血症的病患（一種在醫院內的感染，通常會導致50%的死亡率），進行了一項研究。該研究顯示被開給個人化的順勢醫療藥物的病人，相較於被開給安慰劑的病人，會有高出50%的存活機率（Frass, et al, 2005b）。

77. （教會歷史，未譯）

78. 在Waldorf學校畢業的名人當中，包括了女星Jennifer Aniston和Julianna Margulies，以及美國運通（American Express）的董事長和Kenneth Chenault的會長。

79. 歌德Goethe （1749—1832）也是位順勢療法的強力提倡者。更多相關內容，煩請詳參第三章，文學偉人。

80. 西醫界原是男性及白種人為主的國體。

81. 被視為印度順勢療法之父的富商Rajendra Lall Dutt，於1850年開始對順勢療法產生興趣，他並說服了獻身於科學和對抗療法的醫師Mahendra Lal Sircar去研究該系統。Sircar轉向於順勢療法，使得他在University of Calcutta產生了危機，該校並且試圖取消他的醫學文憑。而這個悲劇也因他向該所大學辭職而得以避免。1861年時，Dr. Sircar在一場於Bengal南方的致命瘧疾發燒疫情中，成功的治療了一些病人。1868年時，他創立了《Calcutta Journal of Medicine醫學期刊》。他的目的不僅只在推動順勢療法，而且也在鼓勵沒有偏見的思維，並培養科學的心靈，此更藉著1876年所建立的「印度科學培植學會」（Indian Association for the Cultivation of Science IACS），而得以落實，此學會在今日仍舊繼續開枝散葉。

82. 事實上，完整的引述爲：「盡您一己之力後，即不憂慮，只要快樂。把其他的部分交給我」。

83. 更多相關於順勢醫師和一般大眾的軟體程式，煩請詳參網址 www.homeopathic.com。

84. 活力論（Vitalism）乃是一個古代與現代的傳統，活力論相信所有事情的能量，並尊重身體力量的智慧，及其自我防禦與自我療癒的力量。

順勢醫學
大革命

Homeopathy（2）

順勢醫學大革命

建議售價・380元

作　　者・戴納厄爾曼 Dana Ullman
譯　　者・郭諭
發 行 人・楊景翔
出　　版・台灣百醫能生技有限公司 出版部
　　　　　地址：台北市吉林路150號11樓
　　　　　電郵：jason@bio-living.com
代理經銷・白象文化事業有限公司
　　　　　台中市402南區美村路二段392號
　　　　　經銷、購書專線：04-22652939　傳真：04-22651171
印　　刷・基盛印刷工場
版　　次・2011年（民100）四月初版一刷
　　　　　2014年（民103）四月再版一刷

設
計　**白象文化**
編　www.ElephantWhite.com.tw
印　press.store@msa.hinet.net

國 家 圖 書 館 出 版 品 預 行 編 目 資 料

順勢醫學大革命／戴納厄爾曼著.郭諭譯 一初版
.一臺北市：
臺灣百醫能生技出版部，民103.04
　　面：　公分.
　ISBN 978-986-85848-2-2（平裝）
　1.順勢療法
418.995　　　　　　　　　　　100005369

Original title: The Homeopathic Revolution
(Why Famous People and Cultural Heros Choose Homeopathy)
Copyright © North Atlantic Books
ISBN 978-1-55643-671-0

順勢醫學
大革命

順勢醫學
大革命